自閉っ子、こういう風にできてます！

ニキ・リンコ×藤家寛子

花風社

自閉や
アスペルガー
というと

こんな
イメージを
抱く人が
多いかも
しれないけど…

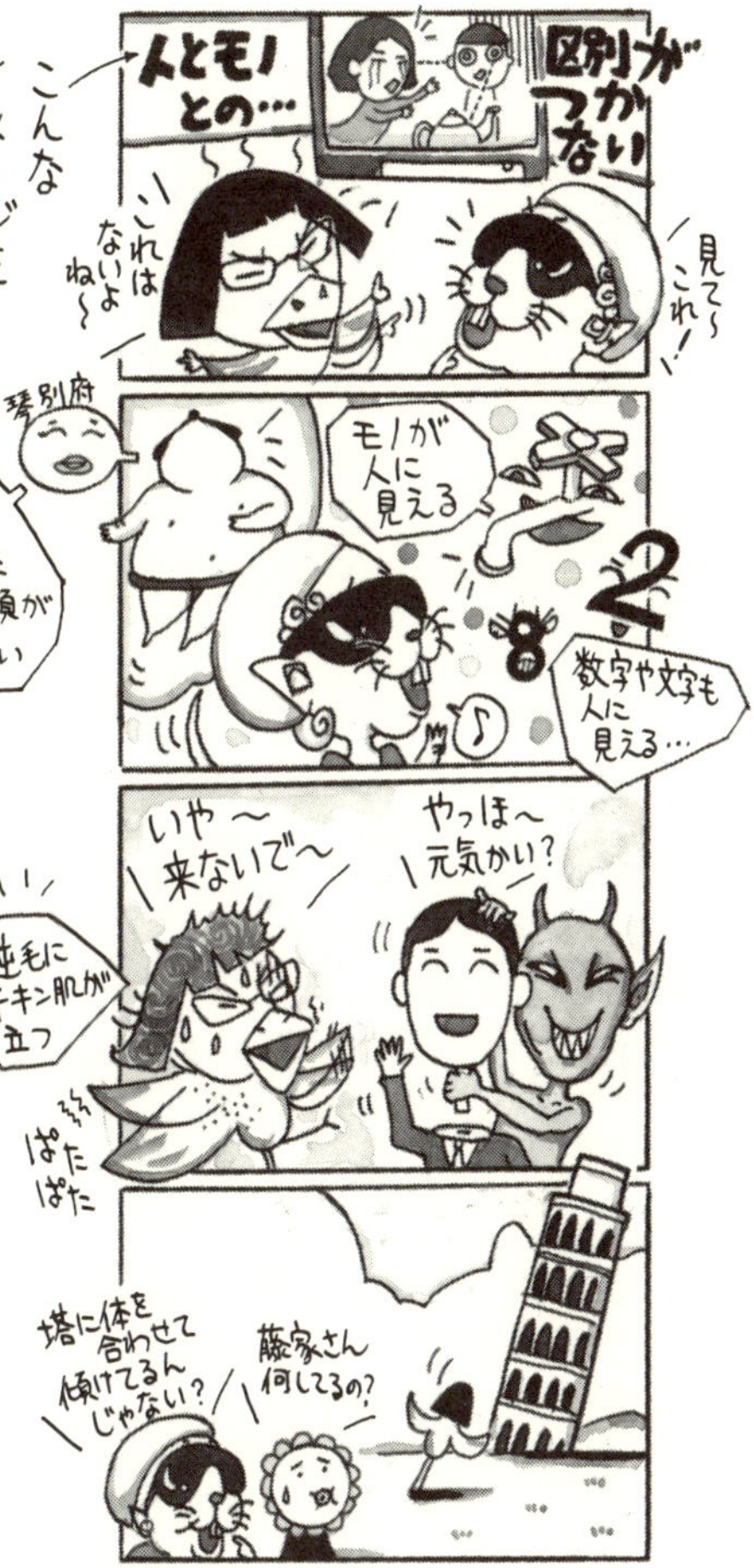

それは認識が
浅いと
言わざるを
得ませんな〜

むしろ
みんな鋭敏で
直感の働く

心豊かな
人たちでー

…ただ
一般社会から
すると

少々変わって
見えることは
確かかな…

実際に会ってみると
みんな 素直で明るい 良い子たちでした♪
みなさん わかって あげて下さいね〜

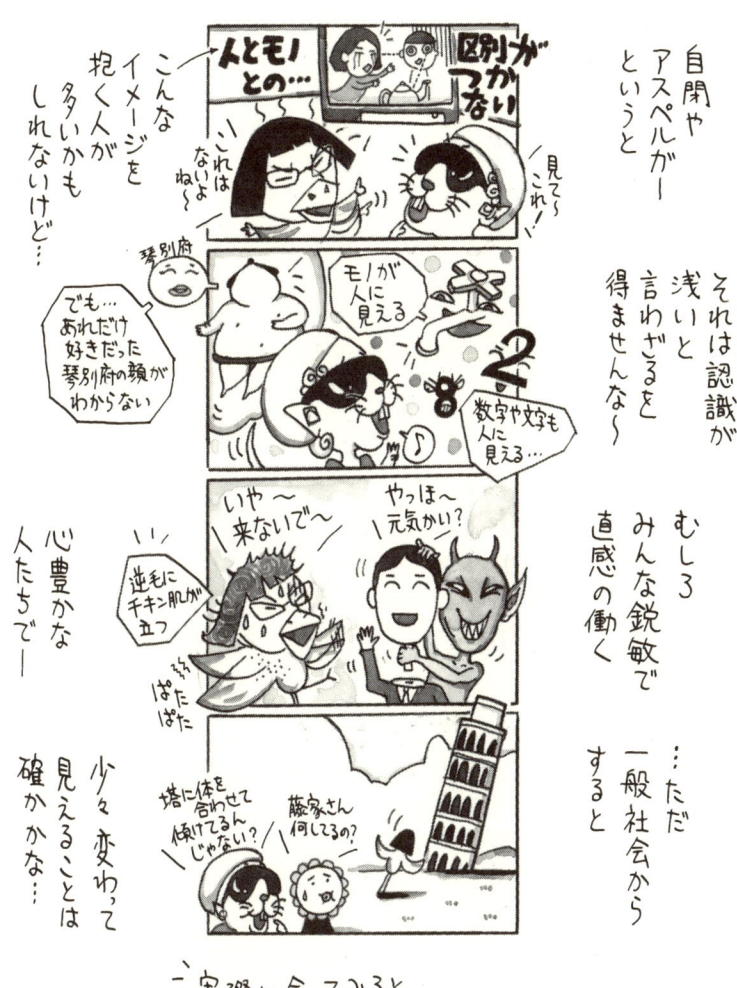

対談参加者紹介

ニキ・リンコ 

翻訳家。幼い頃から周囲との違和感を感じながら育ち、30代になってアスペルガー症候群（知的面、言語面での遅れを伴わない自閉スペクトラム）と診断される。翻訳・執筆・講演等を通じて、自閉の内側を語る活動を精力的に続けている。代表作に「片づけられない女たち」(WAVE出版)、「ずっと『普通』になりたかった。」（花風社）等がある。好きな関取は琴別府。近畿地方出身。

藤家寛子 

作家・大学生。解離性障害を克服後、20代前半でアスペルガー症候群と診断される。自分が自閉スペクトラムと知ってから、幼い頃の追憶や診断後の心の動き、自分で編み出した生活上の工夫を、著書「他の誰かになりたかった—多重人格から目覚めた自閉の少女の手記」（花風社）にまとめた。好きなミュージシャンはスピッツ。九州地方出身。

浅見淳子 

編集者。花風社代表取締役。異文化としての自閉者の世界観に興味を覚え、交流を楽しんでいる。好きな関取は元横綱北の湖他多数。好きなミュージシャンはサザンオールスターズ他多数。関東地方出身。

もくじ

第二部

幸せな世界観（かもしれない）…101

この本が生まれるまで

花風社・浅見淳子

いまやニキ・リンコさんは、アスペルガー症候群の当事者兼翻訳者として、数多くの良書を翻訳・紹介し、大活躍していらっしゃいます。私が経営している花風社という出版社（この本を出している出版社です）でも、たくさんの本を出していただいています。でも、ニキさんと花風社との出会いは、ニキさんがまだ翻訳者のタマゴで、花風社が出版社のタマゴだったころのことでした。

翻訳者になりたかったニキさんでしたが、翻訳講座に通い勉強する日々で、まだ一冊も訳書はありませんでした。出版社になりたかった花風社でしたが、本を出すという事業をやるほどのお金がなかったので、他の出版社の下請けとか、翻訳者の養成講座とかをやっていました。そしてニキさんは、花風社が主宰する翻訳講座の生徒さんとして、私たちの前に現れたのでした。

ニキさんは、ちょっと変わってるな、という感じの人でした。でも、悪い意味ではありません。

肌触りのいいコットン中心の服、自分で自分の髪の毛を抜くのを防ぐための帽子というファッションも個性的だったし、笑顔がかわいらしくて、そして何より「この人どうしてこんなに……」と思うほど勉強熱心な生徒さんでした。どのくらい勉強熱心だったかというと、最初の授業のときにもう自分で原稿を一冊分訳して持ってみえたし（こういう人っていそうでいないのです）、そのほかにも自分で読んだ原書をもとに、企画書を書いてきていたのです。

後日になって聞いたところその頃のニキさんは、「もうあとがない」と追い詰められていたのだそうです。幼い頃から周囲との違和感に苦しんだいじめられっ子。大学は二度入ったのに二度とも中退。何か仕事をして世の中の接点を持ちたいと思いつつの引きこもり生活。バイトの面接に行ってもなぜか落ちてばかり……。だから、「家庭と両立できる仕事をしてみたいわ」という優雅な奥様風のほかの翻訳者志望の人たちに恥ずかしくなるほど必死だった、と今になってニキさんはお話してくださいます。

やがて、ニキさんの書いた企画書がある出版社の会議を通り、ニキさんはまずは下訳者として、本作りに参加することになりました。ニキさんは自分で書いた原稿と、監修をした先生がなおした原稿をつき合わせ、徹底的に勉強しました。この経験を通じて、ニキさんは驚くほど翻訳が上手になりました。

そんなある日のこと、ニキさんが電話をかけてきました（この頃は少なくとも、私との電話は平気になっていたんですね)。アスペルガー症候群という障害を持つ女性の手記を自分の翻訳で出したい、と言うのです。「アスペルガー症候群って何?」と尋ねる私にニキさんは、知的面、言語面での遅れを伴わない自閉症だと説明してくれました。そしてこう付け加えました。「私、アスペルガーなんです」。私は答えました。「ふ~ん」

アスペルガーのことはよくわかりませんでしたが、ニキさんが個性的なこと、かわいらしい人であること、すぐれた面を持っていることはわかっていたので、なんだかこういうニキさんの特徴がそのアスペルガーというものに関係あるのかな、と思いました。ニキさんが持ってきてくれた何冊かの原書に社内の人間とともに目を通し、「これがいい」と決めて、世に出たのが「ずっと『普通』になりたかった。」(グニラ・ガーランド著)です。日本語のタイトルは、内容を読み込んで私が決めました。ちなみに、自閉の人はこだわりが強いと言われますが、ニキさんは本のタイトルや表紙に関してかたくなに自分の意見を押し付けたりしたことは一度もありません。自閉には自閉の、定型発達(いわゆる健常者のことを私たちはこう呼びます)には定型発達の役割があるという割り切りを持っている方なので、仕事がやりやすいです。

何はともあれ、その後も翻訳者⇔版元としての関係は続き、ニキさんとは数多くの本をいっしょに作りました。怒りについての本(「キレないための上手な『怒り方』」)を作ったときには、「怒りのコントロールの仕方がいっぱい書いてあって便利な本だね」という私に対しニキさんは

「私、怒りっていう感情よくわからないんですよね。それを知るのに便利な本だなあと思って」とか言うので、穏やかな人なんだなあと思ったりしました。今考えれば、これもアスペルガーとおおいに関係のあることなのですが。

私はアスペルガーについて研究している学者さんやお医者さんではありませんが、生身のアスペルガー当事者であるニキさんを通して、だんだんうっすらと、自閉スペクトラムとはどんなものなのか見えてきました。「適当」な指示が苦手で、締め切りを設定するのなら何月何日何時何分に原稿用紙何枚と指示されたほうが楽なことや、誰が出るかわからない会社の電話にかけるのは怖いけれど、私しか出ない携帯にかけるのは平気なこと、「訳者あとがき」は「なんか売れそうに書いて」みたいなあいまいな指示ではなく「こうこうこういう内容で」ときっちり指示したほうが書きやすいと感じること、「いきなり」の出来事に弱いことなど、「どうやったらニキさんを脅えさせずに仕事ができるか」という心理面については、私もじょじょにわかってきました。仕切るのが好きな私と、仕切られるのが好きなニキさんは、凸凹コンビとしてなかなかのものだったと思います。

でもそれは、よく言えば対処法の積み重ね、悪く言えばマニュアル対応、場当たり的対応だったと思います。だから、ニキさんには迷惑なことをいっぱいやっていただろうと、今になって思います。なぜなら「こういうときはこういうふうに」と丸暗記はできても、自閉スペクトラムの人の「仕組み」を知ろうという発想まではなかったからです。ただ、不安や罪悪感が強い人だとは感じていたので、折に触れほめたり、他の出版社にも売り込んだりなどして、とにかく仕事を切らさずに入れることには責任感のようなものを感じていました。その中から「片づけられない女たち」のような広く読まれる本も出たのですから、「とにかく仕事を切らさない」よう心がけたことも無駄ではなかったと思います。ただ、仕事量は膨大になってしまったのですが。

そう、「途切れないように仕事を入れる」ことを心がけていた私がしばしば悩んだのは、ニキさんが生き生きと仕事をこなしながらも、肉体的な不定愁訴をひんぱんに訴える（と言うよりとりとめなくしゃべると言う方が当たっているかもしれません）ことでした。まず、月の半分は熱が出ています。定型発達の私の場合、熱はそんなにしょっちゅう出ないし、風邪を引いて熱が出ても（熱燗でも飲んで）寝れば治りますので「無理しないで寝れば？」とか言います。でもニキさんは「熱で寝てたら仕事するひまがない」というのです。そしてそれはその通りなのです。たしかに熱のたびに寝ていたら、ニキさんには仕事をする時間がありません。一つには、いいのか悪いのか「つらさに対して鈍い」ということがあるようです。自閉スペクトラムの人たちは、ふつうの人より過敏なところと、鈍感なところが偏在していて、私たちはしばしばとまどうことがあります。これは後の章で詳しく触れたいと思いますが、同じように「感覚異常」と言っても、ニキさんとこの本の共著者である藤家さんには次のような違いがあるようです。

ニキさん　感覚の壷はそんなに小さくないけれど、満タンになる寸前にしか気づかない。

藤家さん　感覚の壷が小さくてすぐに満タンになってあふれてしまう。そしてヒューズが飛ぶ（身体麻痺、視力・聴力を失う等）。

そしてニキさんの場合は疲労にも気づきにくく、四十時間寝ないで翻訳をしたりしてしまっていたのでした。

私は単純に「がんばりやだなあ」と思っていました。でも、ただのがんばりやなのではなく「疲労感に対して鈍いがんばりや」なのだと気づいたのはそれほど昔のことではありません。

つばの飲み込み方がわからなくなることがある、とか、寝返りがうまくいかないときは耳が折れて膿んでしまう、とか、トイレは直前まで気づかない、とか、ニキさんはとりとめもなく報告してくれます。私はのんきなことにそれを「この人は自分の身体に興味があるんだなあ」と思って聞いてました。自分の心に興味があって、さまざまな原書を読み込んで今の仕事にたどりついたように、自分の身体にも興味があるんだろう、と。あと、季節の変動にも敏感で、春に「熱暴走」が起きる（未だに実感がつかめないのですが、たぶんのぼせる感じなのだろうと想像しています）んだけど、それはきっと、気温が上がってきたのにまだ夏毛に生え替わっていない（！）からだ、とか話してくれたのですが、のんきな私は「東京より季節感のある土地に住んでるからだろう」などと思っていたのです。

そんな私が決定的なひらめきを（遅ればせながら）得たのは、ニキさんに「バカンスへ行くからね」という報告をしたときのことでした。「いつからいつまで南の島に行くからね」と言ったニキさんは私に言ったのです。「そんなところ行ったら、体温上がりすぎませんか？」

はあ？ と私は思いました。私たち人間は恒温動物で、体温調節は身体が勝手にやってくれます。赤道直下のビーチで寝っ転がっていても、自然に汗が出て体温を調節し、身体に不調でも起きない限り平熱を保てるはずです。たしかにそれまでにもニキさんは、「この季節は体温調節がうまくいかなくて苦しい」などと言っていました。でも私にはそれが、ぴんときていなかったのです。「また季節の風物詩か」とでも思って気に留めなかったのかもしれません。でも、南の島に行く私の体温を心配してくれるニキさんの言葉を聞いて、初めて実感としてつかんだのでした。

この人はきっと、身体の造りが違うのだ。

そして訊きました。「体温調節できないってどういうことなの？ 寒いと体温が下がって、暑いと体温が上がるってこと?」するとニキさんは「そう」と答えたのです。

ニキさんの方は、「人間はみんなそうだ」と思っていたのでした。

このとき私は、気づかされたのです。「人間は皆一つしか身体を持っていないのだ。だから自分と同じ感覚を皆が持っていると思いこんでしまうのだ」

そして、自閉症が「心の病」ではなく「先天的な脳機能障害」であることを思い出しました。脳がコントロールしているのは、心だけではないはずです。身体機能だって、脳によってコントロールされているのです。ならば、自閉スペクトラムの人々が身体機能に不具合を抱えていてもおかしくない。そして周囲にいる定型発達の人間は、やはり自分の身体しか知らないがゆえに、自閉の人がどれだけ「身体的に」つらい思いをしているか気づきにくいのではないだろうか?パニックや様々な行動上の問題も、実は身体的なつらさから来ていることだって多いのではないだろうか?


その後もお仕事を通じて、様々な自閉スペクトラムの方たちと出会いました。そして、ますます自閉と身体機能の問題について知るようになりました。ひと口に自閉スペクトラムの方と言っても、性格は皆さんそれぞれです。定型発達の人と同じようにバラエティに富んでいます。でも一人残らず、身体機能の不具合を抱えていました。性格に共通点はなくても、体温調節ができないという点は共通していました。しかも皆さん、それが自閉と関係があるという認識はしていらっしゃいませんでした。むしろ私の話を通じて、他の自閉の方も「体温調節ができない」「血小板が少ないとお医者さんに言われている」などと聞いて「私もそうです。自閉と関係あるんでしょうかねえ」という認識に至るのです。

自閉症はまず、社会性の障害と言われます。でもそれは「こっち側の論理」でもあります。私たち定型発達の人間が作り上げた社会では社会性が不可欠なため、それが身につきにくい自閉スペクトラムの人を見て、ああ社会性の障害なのだなあ、と思うわけでしょう。社会性の身につきにくさの問題はもちろんこの本でも採り上げていますが、私は自閉スペクトラムの方々と過ごす時間が多くなるにつれ「この人たちにとって自閉とは『身体がつらい』障害なのではないか」という思いを強くするようになりました。しかも、ご本人たちはそれを言葉で表現しようとしません。ニキさんや藤家さんのような言語表現の才能をお持ちの方でさえ、こちらが疑問を投げかけないと言い出さないのです。なぜならご本人たちにとって、「これが当たり前」の状態で、くしゃみや体温調節や関節の接続がオートマティックに成り立つ定型発達の身体機能など、想像の外だからです。

こうした身体機能の不具合は、たとえば子どものうちなど早期に発見することによって、なんらかの手が打てるのでしょうか？　医学的なことは、私にはわかりません。ただ私にも言えるのは、「問題があることに気づかなければ、解決の手段を講じることはできない」ということです。そして、自閉スペクトラムの方が抱えている五感の問題は、定型発達の私たちにとても実感しにくいということです。私は自閉症のお子さんを持ちながら、身体の問題にはあまり関心のない親御さんにもお会いしたことがあります。血を分けた肉親でさえ、自分の身体以外の身体機能は想像しにくいようです。私が体温調節の話をして、初めて「そう言えばうちの子は夏に外で遊びたがらないわ」とか「汗をかかないわ」とおっしゃるお母様も珍しくはないのです。

また、身体機能の問題は、自閉スペクトラムの方が将来生計を立てられるかどうかに大きく関わってきます。ＡＤＨＤや高機能自閉症、アスペルガー症候群などの成人で、生計を立てるだけの職に就けない方も多いようです。そしてその多くは、精神的な不安定さよりもまず、「週五日働きにいけない」ことに由来しているようです。知的障害を伴わない自閉スペクトラムのお子様を育てていらっしゃる親御さんは、「人並み（以上）のＩＱがあるのだから将来は仕事に就けるだろう」と思っていらっしゃるかもしれません。けれども残念なことに、今の社会の中ではとにかく週に五日以上どこかに通えることが生計を立てる早道のようです。そして多くの知的障害を伴わない発達障害の成人が、この壁に阻まれています。精神的な不具合よりもまず、身体機能がついていけないという理由で。

高機能自閉症やアスペルガー障害は「見えない」障害です。自治体によって理解に差はあるようですが、IQが人並み（以上）にあるという理由で、障害者年金を受給するのも難しいのが現状です。けれどもIQが高いというだけで障害者年金の受給ができないというのなら、この障害のある方々の身体機能の問題はどれほど考慮されているのでしょうか？　親御さんでさえ気づきにくいという現状を見ると、疑問を感じざるをえません。当事者たちの社会進出を阻んでいるのは、むしろ身体機能なのかもしれないのに。

そこで本書ではまず、ご本人たちの口から、身体機能の問題を語っていただきます。宮沢賢治の「雨ニモマケズ」を小学校のときに読んだ藤家寛子さんは「やっぱりね。雨って当たると痛いもんね」と思っていたそうです。彼女にとって、雨とは痛いものでした。ですから雨が降ると学校に行きたくないと言い出し、お母様にわがままだとしかられたそうです。藤家さんが「普通の人には雨が痛くないんだ」と知ったのは、つい最近の出来事です。

そのあたりから、対談が始まります。

子供の頃
リンコ姫は
食べるそばから—

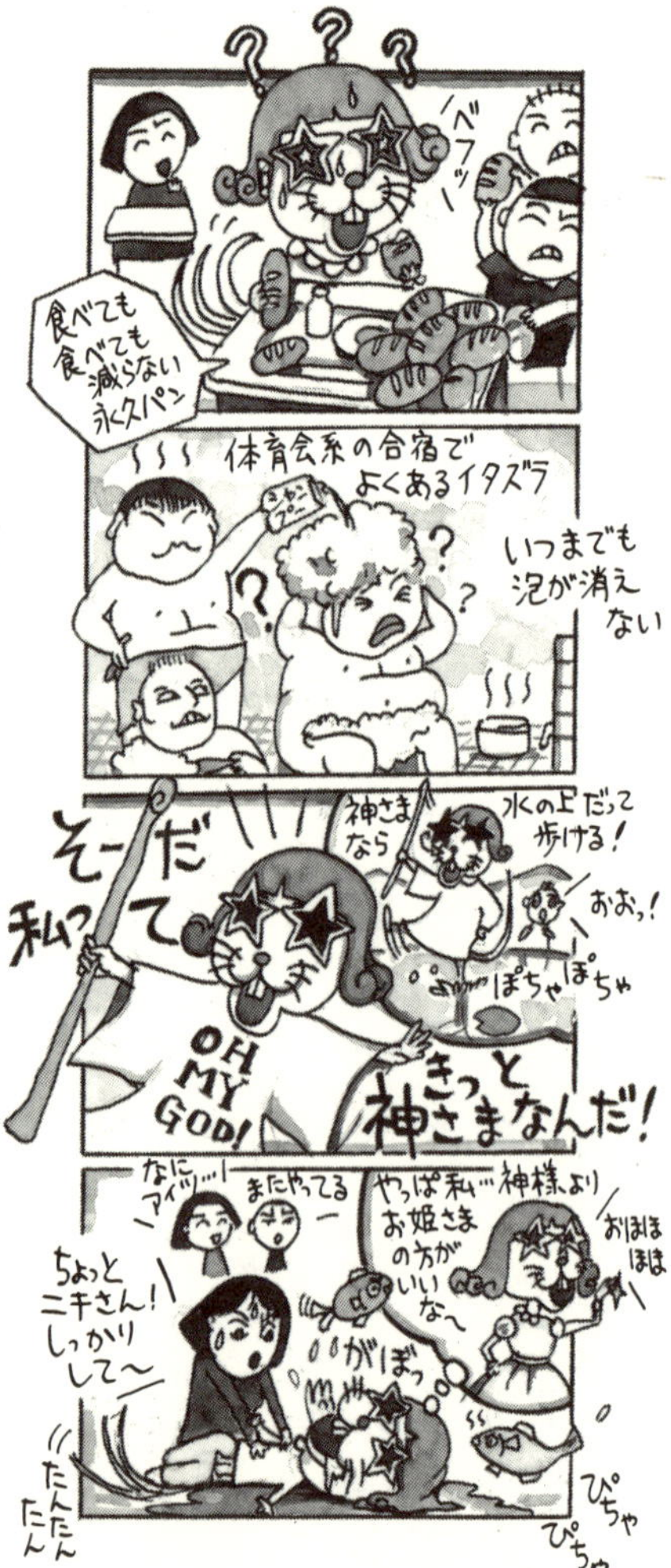

ベフッ
食べても食べても減らない永久パン
体育会系の合宿でよくあるイタズラ
いつまでも泡が消えない
そーだ私って
きっと神さまなんだ!
OH MY GOD!
神さまなら
水の上だって歩ける!
おおっ!
ぽちゃぽちゃ
なにアイツ…!
またやってる
やっぱ私…神様よりお姫さまの方がいいな〜
おほほほほ
ちょっとニキさん!しっかりして〜
がぼっ
ぴちゃぴちゃ
たんたんたん

次々にパンを
置かれる
いじめにあった
ことがある

何でそんなこと
気づかない
んだって？

そら
フツーの人だって
そーゆーことは
あるわいな

リンコ姫が
他人と
違ったのは—

パンを増やせる
自分は
神さまだと
思ったこと—

よく自閉は
"想像力の障害"
なんてことを
言いますけど—

それは私たちが
考えている想像力と
少ーし違うみたい…
てえコトなんですな〜

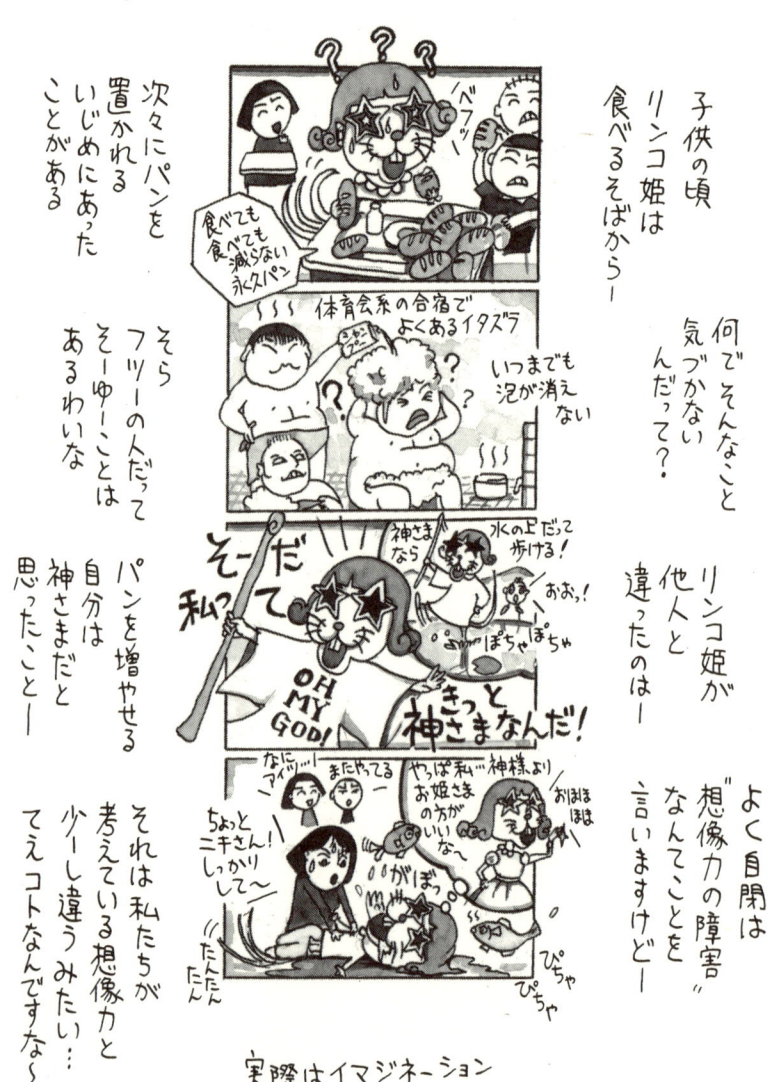

実際はイマジネーション
豊かな人が多かったりするのです、

第一部

気まぐれな身体感覚

雨ニモマケズ

花風社 ニキさん、藤家さん、本日はお集まりいただいてありがとうございます。ニキさんと藤家さんとで対談本を作りたいな、と思ったのはですね、自閉スペクトラムの人がふだんは口に出さない（だから定型発達の人間に伝わらない）身体感覚の問題を語ってもらいたいな、っていうのがまず一つの目的です。

あと、自閉スペクトラムの皆さんがお持ちの「世界観」についても語ってもらいたいです。自閉症＝引きこもり、心の病気、という誤解がなかなかなくならない中で、ニキさんや藤家さんのように明るいキャラの人もいることも伝えたいって思ってます。お二人が世界をどう見ているか、とか、ずいぶんおしゃべりしてくれるじゃないですか、ふだん。それを聞いていると私、なんだか楽しくなってくるんですよ。ほんとに異文化なんだな、なんて思ったりね。

でもそういう明るいお二人でも抗うつ剤飲んでたりしますよね。ときどきひどく不安や罪悪感に駆られる時期もありますよね。その辺も私、実はココロの問題だけでなく、身体機能からきているところが大きいんじゃないかって気がしているんです。とにかくまあ、そういうわけでお集まりいただいたわけです。

まず最初に、宮沢賢治の「雨ニモマケズ」なんですが……。

ニキ　ああ、あれはね、農村の中のただ一人のインテリだった宮沢賢治がね、自分は身体が弱いけれども農民たちのようにたくましくなりたい、って思って作った詩なんですよ（きっぱり）。きっと賢治自身は胃が弱くて、白米とかしか受けつけなかったんじゃないですか、身体が。でも農民たちは頑強で、雑穀入りのご飯食べて味噌と少しの野菜でばりばり働けたんじゃないでしょうか。だからそういう身体がうらやましいな、と思ったんでしょうね（再びきっぱり）。

そうですか。学校で習ったときはね、そういう解釈ではなかったみたいですね。まあ正直私自身、よくわからなかったんですが。藤家さんは学校であの詩を習ったときどう思いました？

藤家　雨は痛いけど負けちゃいけないんだ、って思いました。彼はその時点で雨に負けていたんだろうな、とも。だから、「そういう人」になりたかったから書いたのかな、と思いました。

雨が痛い？

雨は痛いじゃないですか。当たると。傘さしていても、はみ出た部分に雨が当たると一つの毛穴に針が何本も刺さるように痛くありません？

痛くありません。

痛くない。

えっ!?　みなさんは雨が痛くないんですか？

定型発達の人間にとって、雨は痛いものではないと思います。たしかに傘からはみ出たところが雨で濡れると不快だったりはしますが、決して「痛い」ものではありません。ニキさんは自閉スペクトラムですが、でもやはり雨は痛くないのですね。一口に「五感に問題を抱えている」と言っても人それぞれだということですね。でも雨が痛いとすると、シャワーも痛いのですか？

痛いです。だからお風呂はできるだけかぶり湯にします。

じゃあ、水がだめなんですか？　プールは好きでしたか？　学校で。

水に入るのは好きでした。でもその前に浴びるシャワーと、「腰洗い」がこわかったです。

「腰洗い」って消毒液が入っているところですよね。プールに入る前に、そこをみんなちゃぷちゃぷ歩かなきゃいけないんですよね？

そうです。消毒液のにおいがきつくてこわかったです。それで泣きました。するとまた、「なんで泣いてるの？」って顔されるんですが、みんなはくさくなかったんでしょうか。

たぶん、泣くほどくさくは感じないんだと思うんです。定型発達の子は。「あ、消毒液のにおいだな」っていうくらい。

私にとっては、キッチンハイターの原液に浸されるような感覚でした。恐怖でした。

嗅覚が強いんですね。でもその結果、先生からはわがままに見えてしまう。友達からは変な子に思われる。

そうです。私、嗅覚も「犬並み」ってよく言われるんです。東京の街ってくさいですね。どこ行っても食べ物のにおいがします。

東京の街には、食べ物屋がたくさんありますからね。でも私なんかは、「食べ物のにおいがする」とは意識しないですね。慣れているのと、嗅覚が平凡なので。

不思議なことに体調が悪いとき、嗅覚が余計鋭くなるらしく、たとえば駅の立ち食いそばとかのにおいで、「みりんがどれくらいで、しょうゆがどれくらいの割合で入っているわ……」とかわかったりするんです。体調が悪いときほど。

過敏で困っている感覚は、体調が悪かったり寝不足だったりすると鈍るどころか余計過敏になりますね。

それだけ自閉スペクトラムの人は、定型発達の人より疲れないように気をつけなきゃいけないんですね。けれどもまた、疲労に対して鈍感だったりするから……。

嗅覚が過敏なことは、偏食にもつながるでしょうね。

母は困ったと思います。ご飯の炊けるにおいをかいで、「あ、今日のお米は一回研ぐのが少なかったな」とかわかってしまうんです。しかも、いちいち言うから。

ただでさえ子育てって大変なのに、感覚過敏の子を育てるって本当に大変ですよね。お母様たちに頭が下がります。

私も今になって、母に謝ってばかりいます。その当時は自分の感覚が人より過敏なことも知らなかったし、不快感を言葉で表すこともできなかった。だから、泣くしかできなかった。泣くのが自分にとっての唯一の不快の表現の仕方だったんです。言葉のない自閉のお子さんをお持ちのお母様方はもっとつらいかもしれないと思います。私たち自閉の子の持つ感覚の問題を言葉で伝えたくて、講演等のお仕事をさせていただいています。

私は雨は痛くないですよ。でも扇風機の風が痛いです。

はぁ？

それも、どうやら毛穴の問題らしいんです。手の甲の毛を剃ってみたら、痛くなくなりました。この年（三十代後半）になって、先日初めて母に「扇風機の風が痛い」って言ったら「変わってるね」って言われました。それで、なんだみんな痛くないのか、と。

（ニキさんの手の甲を見て）別に剛毛が生えているわけではないですよね。

産毛ばっかりです。剃って洗い流しても見えないくらいの薄い産毛ばっかりです。それでも剃ると痛みが消えます。

そうですか。そういえば、やはり別のアスペの人で、前から当たる風は痛くないけど横から当たる風は痛いとおっしゃる方もいました。毛穴に感覚過敏があるっていうことなんでしょうか？

それ、絶対にあると思います。私も、体調は毛穴の痛み具合でみてますから。歩いただけで頭皮の毛穴が痛いときは、絶対安静にしています。

だから、髪を切るとかも、「神経ないんだから、痛くないって」と言われても、毛穴から出てんだから、切るときに触られるといたいんだよっっ（怒）とか、爪も、普通の人だったらまだ切らない長さで、切ります。長くなってくると、パツンってやるときに、指に負担が大きいので。でもこんなとき「痛い」とか言うのを、信じてもらえませんでした。「爪には神経ないから痛くないはず」と。それで、指の中から生えてきてんだから、いたいんだよっっ（怒）……という具合で、それでそのたびに泣いていました。まかり間違って切るタイミングを逃したりしたら、今度は爪を伸ばすしかなくて、「切りなさい」とも言われていました。もう、大パニックです。

痛い理由がわからなかったので、だから、日常生活でかなり泣きっぱなしだったと思います。

痛みの個性はそれぞれですが、私たち定型発達の人間には想像がつかない痛覚を抱えて

いることはよくわかりました。自閉スペクトラムのお子さんの療育に携わる方たちには、

・「想像できない場面で痛みを感じているかもしれない」
・「しかもその痛みの感じ方にはそれぞれ個性がある」

と覚えておいてほしいですね。

季節の風物詩

ニキさんのことで、私がびっくりしたのは「体温調節ができない」っていうことでした。まさか、と思いました。

自閉だけでなく、知的障害がある子の学級だけクーラー入れたり、っていうのはあるみたいですよ。やはり脳の不具合だから、神経系統が定型発達の人と違って、冷房があるかないかで命に関わるケースもあるらしいですから。

自閉のお子さんにそういう不具合があるというのは、知られていることなんですか？　たとえばお母様たちの間ではどうなんでしょう？　私もいろいろなところに行って「体温調節が

できないというニキさんの訴えが最初わからなかった」と言ったら、「え、体温調節できないの？」ってびっくりされることが多いんです。

私も汗もかきませんし、体温調節もできないです。でも他の自閉の人もそうだとは、花風社で本を出していただいて他の方のお話を聞くようになって初めて知りました。ちなみに、意識的に汗をかくときは、冷蔵庫から外に出されて汗をかいているペットボトルを想像します。そうすると出ます。汗をかくというより、出している感じです。

ニキさんの話をすると、「そう言えばうちの子も汗かきませんねえ」と言われるお母様もいます。

今はみんな子どもの数が少ないじゃないですか。だから自分の子が不具合を起こしていても、それが自閉だからなのか、子どもはみんなそうなのかわかりにくいと思うんです。たまに自閉の子と定型発達の子を育てているお母さんが、自閉のほうの子は汗をかかないとか、夏は外で遊びたがらないとか気がつくケースもあるみたいですけど。

正直言って私には、「体温調節ができない」ということがどういうことなのか、本当に実感がつかめないです。でも熱を出したときに汗を出そうと布団かぶって暑いのを我慢したことがあります。ああいう状態がしじゅう続くんでしょうか。そうだとすると、そりゃあ生きてるだけで大変だ！　って思います。だから自閉の人が引きこもったりするのも、物理的にしんどいからじゃないか、そういう面もあるんじゃないかと思ってしまうんですけど。

私は夏の暑いときよりも、三月から五月くらいがつらいんです。「熱暴走」が起きます。

どうして？

たぶんまだ、夏毛に生え変わってないからではないか、と（笑）。

夏毛ですか。ていうか、定型発達の人の身体は、知らないうちに季節に合わせているのかもしれません。それが自閉の人は、マニュアルで合わせないといけなくて、微妙にズレができているのかもしれませんね。それでつらい時期があるのかも。

マニュアル作業がとにかく多いんですよ。

そうみたいですね。ニキさんが主宰していらっしゃる「自閉連邦在地球領事館付属図書館」(http://homepage3.nifty.com/unifedaut/)の日記によく「嚥下」の問題を書いているじゃないですか。ときどきつばの飲みこみかたを忘れる、とか。

思い出せなくなることがあります。あと寝てるときに誤嚥して、そうすると熱が出たりします。

あれも、「ひとつひとつマニュアルで大変だなあ」と思いながら読んでます。

こういうことが、いつもいつもオートマティックにできることのほうが不思議です。

たしかにそうですよね。でも定型発達の人間はできるみたいです。体温調節も、私は一度たりとも「体温調節をがんばろう」と努力したことはありません。なのに赤道直下のビーチに寝っころがっていても、平温は保てるんですよ。自然に汗が出たりして。

ええーっ？

そうでしょう。お二人にとってはそのほうが不思議でしょう。だから自閉のお子さんたちも、暑く苦しい思いをしながら、「みんなこうなんだ」と思っているかもしれないと思うんです。

私、浅見さんがお正月にわざわざ暑い国へ出かけたときびっくりしました。せっかく冬なのに、なんでわざわざそんなところ行くのだろう、と。自然に発汗できるというヒミツがあったとは！

もちろん自閉の仲間でも、体温調節とかに藤家さんや私ほど苦労していない人もいるんでしょう。身体機能がある程度オートマティックに運べていれば、自閉スペクトラムの人でも、本を書くみたいな不安定な仕事とかじゃなくて、定時にどこかに通う「マトモな仕事」に就けている可能性があります。でもその人たちは逆に、未診断でつらい思いをしているかもしれません。

くしゃみに拍手

簡単なことって言えば私、くしゃみなかなかできないんです。

私もくしゃみ、あんまり得意じゃないですね。自然に任せると出ないっていうわけじゃないんですが。自然に任せて出るくしゃみは「いいくしゃみ」じゃないものだから、いいくしゃみをしようと思って集中したくなってしまうんです。だから、じゃまが入ると、不機嫌になります。集中できないから。自然に出るくしゃみは必ずしも気持ち良くなくて、くしゃみの目的が果たせず、もっとしたい感じが残ってしまうことが多いんです。

ニキさんもですか！　私の場合、鼻がむずむずして、出る、出るって思うけど出なくって、東京にきてから何日も「くしゃみ出そうで出ない」状態で気持ち悪かったんです。

家でも、私がくしゃみすると家族がそれぞれの部屋から出てきて「お～」とか言って拍手してくれるんです。それくらい苦手なんです。

くしゃみが苦手、っていう感覚もすぐにはぴんとこないですね。だって、抑えるほうがたいへんです。

信じられないです！　でも私も、この前成功したんです！　くしゃみに！　それも、一日に三回も！　新記録かも、です！

すごい！

そうしたら、鼻血が出て……。

粘膜も弱い？

たぶん。それと私、血小板が少ないらしくて、血がなかなか止まらないから、鼻栓して寝ました。

他の自閉の当事者の方からも、血小板が少ないっていう話は聞いたことがあります。ニキさんは、傷が膿みやすいんですよね、たしか。

寝返りが上手にいかないことがあります。そうすると耳が折れ曲がって、折れ曲がったところが膿みます。それでも、献血すると健康な血だって喜ばれますが。

よく日記に「寝返りに失敗して耳の裏が膿んだ」って書いてありますね。耳が折れると膿むんですよね。

寝返りもマニュアル作業なんですよ。

自閉は身体障害？

本当に皆さんのお話を聞いていると、自閉って身体障害なんじゃないかと思うことがあります。

身体障害ですよ、自閉は。

ニキさんがよくご自分のウェブサイトで不定愁訴を訴えて「ぐちっぽいとか、みっともないといわれるかもしれないけど、あとに続く人のために情報になれば」みたいなことを書いてましたよね。

不思議なほど知られてないです。自閉者につきまとう身体機能の不具合については。

私も講演に歩いてみて、自閉のお子さんを持つお母さんや養護学校の先生など、「知っているだろう」と思い込んでいた方たちが精神面とか社会性の面ばかりに気をとられて、身体機能のことをあまり認識していないので驚きました。

でも、すべてマニュアル操作だとしたら、人生大変ですよね。

自閉はうつとか引きこもりと混同されることが多いのですが、それに私自身、「心の病気」じゃなくて「先天的な脳のつくりの違い」だっていうことの啓蒙には尽力したいと思って活動続けてるわけですが、その私がやっぱりうつや引きこもりを経験しているんです。それはたぶん、定型発達の人が作った社会の暗黙の了解を読み取ることの難しさと同時に、身体機能の多くをマニュアル作業でこなさなければならないしんどさみたいなのが原因になっているんじゃないかと思います。

身体機能から発している問題は多いということですね。でもご本人たちが苦しんでいるのに、どうしてこれまで身体機能の問題があまり注目されてこなかったんでしょうか。

定型発達の人には想像しにくいというのがひとつ。それに私たちもこの身体がふつうだと思っていたので、定型発達の人たちがそれほどラクをしているとは想像していませんでした。

藤家さん、ときどき突然目が見えなくなりますよね。

なります。視覚がオーバーフローを起こすんです。本を出すことになって最初に上京したとき、東京駅に降りてあまりにたくさんの人を見たとたん目が見えなくなりました。

フラッシュとかも危険ですよね。この前ホテルで待ち合わせしていて、花嫁さんが出てきてフラッシュが炊かれたとき、目が見えなくなってましたよね。

見えなくなりました。その前にちょっと、精神的にショックを与えるようなメールが入ってきて、それ読んで文字通り目の前が暗くなったんです。ちょうどそのタイミングでフラッシュが目に入ったら、真っ暗になりました。

よく「目の前が真っ暗になる」とか比ゆ的に使うけど、藤家さんを見ていると、精神と肉体が直結してますよね。でもいきなり目が見えなくなったら怖いでしょう。これまでもたびたびそういうことはあったんですか？

たびたびありました。

でもご家族には話してこなかったんですよね。

話しませんでした。

なぜですか？

あまりに頻繁に起こることだったので、人類みんなに起こることだと思っていたんです。だから見えなくなると「また見えなくなった」とか思って手探りしながら歩いていました。そういうときも、家族は気づかなかったみたいです。しかも、家の中は全部暗記しているから歩けるんです。ただ、たまに勝手に模様替えをされていて、あるはずのないところでタンスに激突することがありますけど。

あのときの目を見れば、見えていないことはわかりました、ふだんと違って光がなかったですから。そのあと徐々に回復していくのは、目が光を取り戻していく様子でわかりました。あ、見えてきたな、とか。でも、急に見えなくなるなんて想像していない人は、観察しようとはしないから気づかないかもしれません。

私も目が見えなくなることがあります。

どういうときですか？

パーカを着脱するとき、メガネをかけたまんまでやると、メガネにパーカが引っかかって前が見えなくなります。でも、「これはパーカが引っかかってるからなんだ」って認識するのも私にとってはマニュアル作業ですから。時間がかかります。

はあ?

「ずっと『普通』になりたかった。」のあとがきでも書いたけど、私小さい頃、自分は決定的に他の子と違うと思ってました。他の子には背中があるのに、自分には背中がないからです。

「見えないものは、ない」わけですね。

そうです。それでときどきパーカのフードやポケットがどこかに引っかかると、なんで動けないか理解できなくて、半日くらいじっとしていたりします。それで夫が帰ってくると、ひょいとはずしてくれて動けるようになったり。自分にも背中があるのはもうわかっているはずなんですけど……。

今ひとつ腑に落ちてはいないわけですね。

そうだと思います。納得はしていないんだと思うんです。

コタツの中の脚

それにしても藤家さんスカートはいててえらいですね。私スカート怖くてはけないです。

おうちがお行儀とか厳しかったので、どこかにお出かけするときはスカートってしつけられたんですけど、ふだんはズボンのほうがラクです。脚があるのがわかるから。

そうですよね。スカートって脚がなくなるから。

だからこうやって、スカートのときって腿をつかんで確かめたりするんです（両手で両腿をつかむ）。

はあ？　脚がなくなるって、どういうことですか？

コタツも、脚がなくなってこわいですよね。

脚なくなりますよね、コタツに入ると。私一回それで、やけどしたことがあります。見えないから、コタツの中の熱いところに脚を押し付けていたのに気づかなくて。雨は痛いんですけど、熱には鈍いみたいなんです。「じゅ」って音がしたんで気づいたんですけど。

コタツから出るときって、やっぱりコタツ布団めくります？

めくって脚の位置を確かめないと立てないですよね。

そうですよね。私もコタツ布団めくって、脚があるのを確かめて、それを引き寄せて立つ、って全部これもマニュアル作業です。

それがふつうですよね。

でも定型発達の人はそうじゃないらしい。

コタツ布団めくらなくても、わかりますね。中に脚があるのも、どのへんにあるのかも。だって自分の脚だし。

どうも、どこからどこまで自分の身体なのかがつかみにくいんですよね。

そうそう。

テニスする人とかいるでしょう？　どうして手じゃなくてラケットにボールが当てられるのかすごく不思議です。

不思議ですよね。

脚組んで座ることあるでしょう？　ああいうときも、「ええと、まず右足を下ろして、それから左足を……」とか確かめないで立ったりすると転びますよね。脚こんがらがって。どっちの脚の上にどっちの脚をのっけたか思い出せなくて。

あの、でも、どっちの脚がどっちの脚の上にのってるかはわかるでしょう？　たとえば、左の脚の上に右の脚がのっていれば、右腿の裏に左の脚が当たるのが感じられるじゃないですか。

それが今ひとつつかみにくいんですよね……。そう言えばさっき雨の話出たけど、私、雨が降って困るのは痛さっていうより、どこからどこまでが傘で、どこからどこまでが腕なのかわかんなくなって、運動機能が全般的に低下することなんです。

腕と傘がくっついてしまうんですか？

区別がつかなくなります。だから、誰か（例：夫）に傘をさし掛けてもらっていても、上を向いて自分の傘が見えると、「ああ、私、今傘さしてるんだ」って思って腕が使えなくなります。自分でさしていても他の人の傘だと、自分の傘じゃないから私今傘さしてない、って判断して、腕を振ると傘が下に下りてくるものだから、今度は歩けないなあ、なんか邪魔なものが前にあるなあ、っていうことになります。

上を向いて、「自分の傘かどうか」で「傘をさしているかどうか」判断するんですか？
腕の感覚じゃなくて？

腕の感覚はつかみにくいです。

つかみにくいですね。私、小さいとき忍者みたいなかっこうでしか座れなかったんです。
なぜかっていうと、自分のおしりがどこにあるかよくわからなかったから。

えっ!? 自分のおしりのある場所がわからなかったんですか？ どうして？ 忍者みたいなかっこうってどんなのですか？

片膝を立てて、上の人に報告をするときに、やる体勢あるでしょう？ ああいう座り方です。よく、天井裏から下りて来た忍者があれやってますけど、私は、ずっと時代劇を見ながら、「忍者は次の体勢にうつりやすいように片方は（膝を立てているほう）常に接続しているんだろうな……」と思っていました。

接続って？

関節の接続です。私にとって、関節の接続って意識しなきゃできないものみたいです。だから、疲れると足腰が立たなくなってしまう。

私も強い刺激を受けると足腰立たなくなることはあるけど、関節ははずれないです。

五感のどこかに強い刺激を受けると、他の身体機能が麻痺するのですね。それが感覚のオーバーフローというのでしょうか。「地球生まれの異星人」を書いた自閉スペクトラム当事者の泉流星さんが、疲労感を「五感が疲れる」と表現したこともありました。私には、実感はつかみにくかったですが。

感覚のオーバーフローとかも、言葉だけ読んでわかったような気になるけど、実際どういう体験かわかりにくいです。五感のどこかに強い刺激を受けると、ヒューズが飛んだようになる、っていう感じかなって、お二人のお話をふだんから聞いていたり、生活上の苦労を目にしたりしているとだんだんわかってきたのですが。

「他の誰かになりたかった」にも書きましたが、耳とか目が「今日は営業おしまい。売り切れ」になってしまうんです。それで、歩くのも右、左、右、左と意識して足を踏み出さないといけなくなります。歩き方を忘れてしまって。

歩き方はわからなくなりますね。疲れたり、強い刺激を受けたりすると。

だからお二人とも、サングラスと耳栓完備で街を歩いているのですね。余計な感覚が入ってこないように。

私たちの耳は、音を全部平板に拾います。おそらく定型発達の人は、たとえば話している相手の声とかを優先的に拾うということができているのだと思います。オートマティックで。でも自閉スペクトラムの人の耳は、今こうやっていてもお二人の声や、外を車が走る音や、エアコンの音やパソコンの音など、全部同じように拾ってしまいます。だから、感覚を受け止めきれなくなってしまいます。

私の場合は、その感覚のオーバーフローが関節にまで影響します。よく姿勢がいいね、とかほめていただくこともあるのですが、二十四時間、バレエしながら歩いているようなものなので、心の中で「集中して歩いてるんだから、姿勢よくて当たり前だろうよ」と思っていました。

つまり私の場合、二十四時間体制で、ピラティスやっているのと同じです。

でも、しじゅうやっているわけだから、やりすぎになってしまい、結局体に悪くて、私は病院で、筋弛緩法訓練をやってます。でも緩めるというのを知ってから怖いことも増えました。筋肉が緩んだりしたら全身バラバラになるので、これまでは、寝入るときも、五、六回痙攣して、やっと睡魔に負けて眠っていました。今は、睡眠導入剤を使っているので眠れますが、多分そうじゃないと、永遠に寝入れないと思います。

作業療法士さんには、こういう話はするのですが、実感としてはわからないみたいです。でも、心が通じているので、彼女といるだけで筋弛緩になっているかもしれないですね。

身体がなくなる！

私は定型発達の人の気持ちはわからないけど、犬の気持ちはわかるなあ、と思うことがあります。「前世が犬だった人間」じゃないかって思っているんです、自分のこと。

犬のどんな気持ちがわかるんですか？

救急車とかのサイレンが聞こえると犬が「くぅ～ん」って鳴くでしょう。

そうですね。

あれ、よくみんな「野生の血が吠えさせているんだ」とか言うけど、私はそうじゃないと思います。耳が痛くて鳴いてるんだと思うんです。だって私も耳が痛むんです、救急車が通ると。それで、サイレンに合わせて「くぅ～ん」って鳴くと、ちょっとは痛みがましなんですよ。

はあ、そうなんですか……。もしそうだとしたら、指導・療育のプロでも、自分に経験がない以上、実感としてわからないのも無理はないでしょう。それくらい定型発達の私たちには想像もつかない身体感覚をお持ちなのだと思います。

私、二〇〇二年の冬、アスペルガーかどうかテストを受けて診断結果を待っている間、「自分の身体を取り戻すためのマニュアル」を作ったんです。ときどき、自分の身体がなくなってしまうことには気づいていたので。

身体がなくなる?

私もなくなることありますよ。

身体、突然なくなりますよね。そんなときに身体を取り戻すためのマニュアルがこれです。

★自分の体取り戻し用マニュアル

自分の体がどこまでか分からなくなった時にやります。

① 背中を作ります。

仰向けに寝転がって、背中にぐっと体重をかけましょう。
当たっているところが私の背中です。
自分で当たっているところに力を加えてみましょう。
しかも、二、三分は、背中があることを堪能しましょう。

② 下半身があることをひとまず思い出します。

背中が味わえたら、お膝を曲げて、足の裏とやらを床に付けてみましょう。
太ももと、足の裏がありそうだったら、ここでは次の作業にうつりましょう。

③ 腕の確認をします。

左右に眼球を動かすと、腕が見えるはずです。
まずは、肩の下に腕をくっ付けましょう。

自分の意識と、目に入る腕が「何これ」と思わなくなったら、肘のちょうつがいを曲げてみましょう。

ちょうつがいの映像を流すと、曲げるのがスムーズになります。

ゆっくりやりましょう。

曲がったら、かなり頑張った証拠です。

④　腰から下を見ます。

腕がくっ付くと、その先端に、結構重たい平べったいものがついていることが分かります。

それは、手です。

手はなかなか便利で、爪が付いていないほうを床に当てると、「わお」と驚くほど上半身が身近なものになります。

しばらく、手の平を堪能しましょう。

あまり堪能しすぎないこと。

ここでは、一分くらいの堪能に。

手の平で床を力いっぱい押して、上半身を起き上がらせてみましょう。

周りに人がいたら、同じ方向に座ってもらって、例を見せてもらいましょう。
これは、結構うまくいきます。
起き上がれたら、腰から下が見えます。
しばらくは、足を観察しましょう。
ラッキーなときは、見ただけで歩ける日もあるかもしれないです。

⑤　膝までを作ります。

まずは、膝の関節を曲げてみましょう。
あまりに動かないときは、自分の腕で曲げてみるのもいいです。
人は、膝を折って、とか言います。
それは、曲げるの意味です。
折ってはダメです！
膝の関節を曲げると、膝から下にも何か見えます。
それは、すねの部分と、自分の足です。
まずは、膝っこぞうがあるのを確認しましょう。

⑥　足首までをつなげます。

このときは、くるぶしと呼ばれている部分に集中しましょう。

じっと見つめたりします。

そうすると、膝からくるぶしまでは、つながっているものだと理解できます。

理解できたら、相当頑張れています。

⑦　足の裏を作る。

足が残っていますが、まだ取り掛かってはダメです。

この、足を動かすためには、もう少し、膝からくるぶしまでの部分に、自信を持たせてあげましょう。

その部分をさすってあげたりすると、たまに、それだけで歩ける日もあるかもしれません。

そんな日がなくても、気にしません。

柱や壁を頼りに、まず、力をこめて、頭の天辺を、天井に近づけましょう。

天井に付けるわけではないです。

近づけるだけです！

それは、立つということです。
立つと、目線は、たいてい上がります。
しかも、床はさっきより遠くに見えます。
これは怖いことではなくて、立てているということです。
立てているのは、足の裏があるからです。
その部分が、体重全部を支えているのです。
それが足の裏です。

⑧ つま先とかかとを作る。

立てているのに歩けないかもしれません。
そういう時は、足の裏を思い出してみましょう。
足の裏は、つま先とかかとを思い出すのが有効です。
まずは、つま先からイメージしてみましょう。
指が付いているほうです。
そこに力を入れてみましょう。
実は、出来上がった太ももとすねも協力してくれています。

がくがくと震えたら、あせらずに力を入れるのをやめてみましょう。
震えるのは、足の裏ができようとしている証拠です。
震えが少なくなったら、また、つま先に力を入れてみましょう。
震えがきたら、また休めばいいです。
何度か繰り返しているうちに、つま先が熱くなることがあります。
ぽっぽっとしてきます。
よく見ると、つま先の逆方向に、浮いている箇所があります。
そこがかかとです。
浮いているところを、床に近づけてみましょう。
たまに、その弾みで、つま先がいなくなったりします。
いなくならないように、柱や壁につかまってやりましょう。
かかとを床にくっ付けると、何とも言えない気持ち悪い感覚がすることもあります。
ぞっとしたり、「やだー」と言いたくなるような不思議な感覚です。
それは、足の裏ができようとしている証拠です。
ここでも、ゆっくり、何回か繰り返してみましょう。

しばらくすると、気持ち悪い感覚が、体の中から消えます。

それは、足の裏が完成したということです。

ひとまず、おめでとう！


まだ続きますが、途中でほめられるのも嬉しいものです。


ここまで来たら、自分の体があることを再確認して、しばらく二、三分は休憩を取りましょう。

次のマニュアルに移るための、体力充電中だと考えましょう。

備考

日常的に、体の存在が確認できているときに、動かす癖をつけていると、体のほうも頑張って動きを覚えてくれることがあります。

そうすると、マニュアルが⑧にくるもっと前に、自分の体を取り戻せることも多くなります。

続けることが大事です。

そして、たとえ、⑧まで行うことになっても、少しも悪いことではありません。

このマニュアルのおかげでずいぶん助かるようになったんですか?

なりました! それに最近、新しい発見もありました。まずい状況になるやや手前で、合図の音楽が流れていたんです、頭の中で。しかも、知らない曲で、どこで覚えたのかも不明なんですが、きれいに流れるんです。オルゴールみたいな音で。デパートの閉店の曲みたいな感じで。私は、関節がつながらないという現象は、身体機能での一過性の全健忘症じゃないかと思いました。しかも、体がバラバラになるって、パソコンの初期化に似ているとも思いました。つまり、脳が初期の状態に戻る感じです。座り歩きしかできないし、突然三歳に戻るという感じです。それから、徐々に自分用のマニュアルを再インストールする、という感じなのではないかな、と解釈しました。

そういう状態にひんぱんになることに、周りの人は気づかなかったんですよね?

私もふつうのことだと思っていたので。でも最近は、定型発達の人はそういうふうにならないって知りました。でも私はそうなることがある、って親にもわかってもらったので、この前身体がなくなったときは母がずっとついていてくれました。そして「小さい頃、ずっとそうやって動いてたのは、歩けないからだったんだね……」と言っていました。

見ていても何がご本人の身に起きているのか、気づかないことも、あり得るというわけですね。

私は、ニキさんと藤家さんが身体が動かなくなるのを、見たことがあります。感覚のオーバーフローもさることながら、やはり精神的な緊張を強いられたときでしたね、お二人とも。それと、若干不愉快な体験をしたあとでした。このマニュアルはニキさんにも役に立ちそうですか？

これ、役に立ちますよ。ただ、今困っていない状態で読んでると「役に立つなあ」と思うけど、いざそうなったときには、きちんとこういう手順を踏むのが私にはまどろっこしく感じられるかもしれないけど。

同じ自閉スペクトラムでもそれぞれ当然個性があって、ニキさんの方が藤家さんよりせっかちですからね。

ただ、このマニュアルなんか読むと、やっぱり私には想像つかない世界だと思ってしまいます。それにしても、自閉症の社会性の問題とか、対人関係とかはよく話題にのぼりますが、こういう身体感覚を抱えていると、精神面より前にまず、物理的に社会に出ることが恐怖をもたらすのではないかと思ってしまいますね。

そうですか？

そうです。「どこからどこまで自分の身体がわからない」という状態で表を歩くだけでもとてつもなくストレスフルなんじゃないかと、当たり前のようにどこからどこまで自分の身体なのかわかる人間には思えてしまうんですが。

何度もくり返すけれども私たちは、この身体感覚がふつうだったから。定型発達の人がそれほどラクをしているとは知らなかったんです。

だから訴えない。訴えないからこちら側では想像もつかない。自閉と引きこもりの関係がうんぬんされるけれども、そういう身体感覚を持っているのなら、外に出たくないと感じるのはむしろ自然なことですよ。だから、積極的に社会にかかわっていこうとするお二人のような方々に、いっそうの敬意を感じます。

毎日満員電車でどこかに通うような仕事は、身体的に無理ですけどね。

バトルフィールド東京

藤家さんのような感覚の過敏さをお持ちの方にとって、この東京という街はひどいところじゃないですか？　五感の刺激に満ちていて。突然物音がしたり、ハプニングも多いし。

歩いているだけで疲れます。しかも私、歩くときも足を部分ごとに意識しています。股関節から膝まで、膝から足首まで、足首から指まで、という意識で歩いてます。

歩くことさえそこまで意識しなければならないのに、その上聴覚とか視覚とかの対策もしなくてはならないんですよね。この前東京に来て帰って、今度来るときにめがねを新しくしたんですよね。東京対策のために。

今までのメガネだと東京の人の多さ、すなわち視覚刺激の多さには対抗できないと思って、フレームの大きいメガネを買いました。フレームが目に入ると「この中だけ見ていればいいんだ」と目安になるからです。

自分で視界を制限することによって、感覚のオーバーフローを防ごうというわけですね。ニキさんはゴーグル型のサングラスですね。

これだと下に隙間がなくて気が散らなくていいんです。それとメガネのつるが耳にかかる感覚が邪魔なのだけれど、これだと釣糸で頭から吊ればいいから。

ニキさんのサングラスすてきですね。そんなの見たことないです。

どこに売ってたんですか？

電動ノコギリの横です。

電動ノコギリはどこに売ってたんですか？

お店です。

どんなお店ですか？

車で行って、大工道具とかいっぱい置いてあるような店の電動ノコギリの横にこのサングラス売ってました。

そうか。「どういうお店に売ってたの？」って訊けばいいんだ。「どこに売ってたの？」だとニキさんの答えは「電動ノコギリの横」なんですね。

私たち虫瞰図で見るから。

虫瞰図のニキさんにとって東京はどういうところですか？

最近気がついたんですけど、東京によく来るようになるまで東京って秋葉原とか神田神保町のイメージでした。八丈島から三多摩とかその奥の秋川村まで、ずらっと秋葉原と神田神保町の街のような景色が連なっている感じです。

私は全部歌舞伎町だと思っていました。どこに行っても歌舞伎町。「警視庁二十四時間」とかのドキュメンタリーを見て、「ああ、東京に行ったら臓器とられて東京湾に浮かぶんだわ私」と思っていました。

実際の東京はどうですか？

秋葉原じゃないところも、神田神保町じゃないところもあることがわかりました。あと、私がスキンヘッドでサングラスを釣糸で吊って歩いていても誰も振り向かない。

へんなかっこうの人が多すぎていちいち振り向いてられないし、無関心が礼儀みたいなところがあるんですよね。藤家さんはどうですか？

歌舞伎町じゃないところもありますね。でも同郷の「はなわ」さんにネタにされるような田舎から来た私にとっては、やっぱり五感に危険な街です。私は、初めて東京に出るとき、「事故で死んでも誰のせいでもないんだから、生きて帰ってこなくても誰も恨むなよ。私が自分の意思で行くんだからね」と言いました。母は、その時は意味がわかっていなかったようです。
次に一ヶ月行くときは、「マジで東京は危険だから、線路に落っこちて死んでも、それは私の過失だから、電車会社訴えるなよ。ちゃんと遺書書いていってるから、ハンコつきの。では、よろしく。んじゃ！」と言いました。それもよくわかっていないようでした。おまけにハキハキとさわやかに言ったので……。

「東京は地元に比べて危険である」という一般論だと思っていらしたんでしょうね。
でも藤家さんのような身体感覚の人には、東京に慣れていない定型発達の人にとって以上に危険な街ですよね。予期せぬ五感への刺激がいつ起こるかわからなくて。

長年育ててもらいましたが、父も母も、身体の問題のことは知らないようでした。

たぶん、想像しにくいんだと思います。だからこそ自閉のお子さんを育てている方たちには「想像もつかない身体感覚持っているのかも」と仮定していただきたいです。その必要性をアピールするために、お二人にあれこれ語っていただいているわけです。

そう言えば藤家さんは「突然」に弱いということですね。突然の音とか。

弱いです。あと、どうしようもなく不快な音があります。バイクの「ぶるるる」っていう音とか。どうも、みんなが聞こえるずっと前からバイクの軍団が走ってくるのがわかるみたいで、耳に不快な刺激があるから「ううううう」ってうなるんです。みんなが「どうしたの？何も聞こえないじゃない」って言うんですが、それからしばらくするとバイク軍団が通ったりします。

敏感な上に、どうしても受け入れられない刺激があるわけですね。そう言えば、電子レンジの「チン」という音が怖くて食べ物が温められない、という当事者の方にお会いしたこともあります。

私、不思議なんです。みんな着メロにあれほど凝るんだから、電子レンジの「チン」とかも好きな音をダウンロードするようにできればいいと思うんですが。

本当にそうですね。そういう工夫一つで、感覚過敏を持った方の生活がずっとラクになるんですよね。

眠れない幾多の夜を越えて

ところで、藤家さんからも睡眠に入るのが困難だという話が出ましたが、ニキさんも睡眠不規則ですよね？

「仕事で四十時間寝なかった」なんていうとき「がんばりやだなあ」なんて感心していたのですが、あれも睡眠障害の一種だったのでしょうか？

たぶん私は異星人で、私が生まれた星は一日二十四時間制じゃないんだと思います。睡眠時間のずれ方は、そうとでも思わないと説明できません。

発達障害のあるお子さんの療育に携わっている方たちに聞くと、いわゆる高機能だとか、知的障害を伴わないといわれるタイプのお子さんを持つ親御さんのほうが将来に楽観的なんだそうです。中にはいわゆるいい大学とか出るだけの学力がある子もいるから、ＩＱも人並み以上だったりする場合もあるから、大丈夫だろう、と。

知的な遅れがなかったり、言葉がしゃべれるだけでは社会でやっていけません。お仕事を始めて、私、今それを痛感してます。私は強制的にですが、ドラムとかダンスをやらされたのが今になってよかったと思っています。身体を鍛えることにつながったから。大人になっても、足の動かし方は、毎日「訓練」しています。歩行訓練というより、「関節接続癖」を付けている感じでしょうか。小分けにして、必ず一日三時間は、運動をします。知的な遅れ、言葉の遅れのない自閉スペクトラムの人でも、感覚や運動機能、身体機能の問題は持っている可能性が高いですし、それが社会参加を阻む要因となりかねないので、親御さんや療育側の方には運動の大切さを認識していただきたいです。

たしかに大人になってから発達障害の診断が下りた人の多くが、普通学級に通い、知的な遅れがなくて、中には「いい大学」出ていたりしても、就業困難にぶつかっているという現実があるようです。もちろん社会性やコミュニケーション能力の問題で、職場で浮いてしまうとか、人間関係がうまくいかないとかも大きいと思うのですが、そこに至る前にまず、朝起きて会社に行って、仕事をこなすだけの身体機能がない場合が多いようですね。

たとえばＩＱが一四〇あって感覚障害を抱えている人より、ＩＱが一〇〇で頑健な身体の人のほうが、就労しやすいのではないでしょうか、と現実社会にまみれている私なんかは思ってしまうのですが。

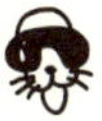

私にしても、今は途切れずに仕事が入ってきますが、翻訳の仕事を始めるまでは、就業の困難にはぶつかりました。今も家にこもれるから幸せにやれますが、満員電車に乗って毎朝出勤する仕事では続かないと思います。

でも現実には、いちばん手早く生計のめどが立ちやすいのは、毎日決まった時間にどこかに通う種類の仕事なんです。そうでない仕事は門戸が狭い上に、生計は立てにくいです。だからこそ小さい頃から、身体機能の不具合も勘定に入れた就業プランが必要になってくると思うのですが。現実の職場では、頭脳だけでは生きていけません。体力も必要なんですから。そして睡

眠は、体力を回復させるのに不可欠ですよね。藤家さんは、前日の疲れを取るために必要な睡眠時間はどれくらいですか？

十時間から十二時間は必要です。人より多いと思います。

ニキさんは、いつ電話していいのかわからないことがあります。いつ寝ていて、いつ起きているかわからないから。でも翻訳者のような仕事って、定型発達でもつい宵っ張りになったりするんですけどね。

ウェブサイトの日記を読んでいただければわかるように、いつ寝てるかいつ起きてるかはかなり不規則です。

もちろん自由業だと会社づとめの人より融通はきくから、それも許されると思うのですが、それでもなお、規則的にしてしまった方が体調はいいのではないかと思うことがあります。

私、その経験あります。毎日新聞で自閉症の連載をしていて、私も記事にしていただいたとき、ちょうど東京にいたんですが、東京って午前中に新聞買いに行かないとなくなってしまうから、必ず午前中に起きてました。そうしたら夜寝付きやすいし、体調よかったです。

私実は、浅見さんがよく寝るのでびっくりしてます。社長って寝ないで仕事するものかと思っていたので。ただ、夜は寝てるし朝は起きてますよね。

たしかに私、睡眠時間多いと思います。父がよく寝る人なので、遺伝なんだと思います。でも寝付きと寝起きがいいので、朝起きたら機嫌良くすぐ仕事に入れます。それであまり罪悪感持ちません。適切な睡眠時間とかも、個体差あると思います。それを自分で見極めて、社会生活を有意義に送れるコンディションを維持することが大切なのではないでしょうか。

私、寝起き悪いです。起きて二時間は動けません。だから、十時から仕事とかだと逆算して、六時には目覚ましかける感じです。

私は寝起きに苦労しないので、藤家さんのように余分な負担をあえて引き受けて仕事をしようという姿勢に敬意を覚えます。

睡眠時間と脳汁の状態にも関係がありますよね。私は「うつ」が罪悪感と結びついているらしいです。落ち込むと、不合理な罪悪感にとらわれます。自分の母親が子ども時代、自分の祖母とうまくいかなかったのは私のせいに違いない、とか。夫に、「ありえない」と指摘されてああそうかと思いましたが。でも落ち込むときって、睡眠時間が少ないときのようです。

仕事しなくちゃと罪悪感に駆られて睡眠不足になると罪悪感が増す、って悪循環ですよね。それなら、思い切って眠ってしまった方がむしろ仕事ははかどるでしょう。

そうですね。

いずれにせよ自閉スペクトラムの方の睡眠障害って、「心がけ」で治るようなものではないというふうに感じます。もちろん規則的な生活を心がける、っていうのはやらないよりやったほうがいいのだと思いますが。「疲れてるよ~」って身体が発する信号を受信するところに不具合があるように見えます。私たちは信号が出るとすぐに眠くなるから、ニキさんが四十時間寝ないのとかを見て「がんばりやだなあ」なんて思ってしまうのですが、ニキさんは身体が発している信号を受け取っていなかっただけなんじゃないかと最近はわかってきました。

トイレに行くタイミングも直前になるまでわからないのだから、そうかもしれません。

藤家さんもですよね？

はい。だから母と、「一時間半に一回は用がないような気がしても行こう」と決めました。トイレに行くタイミング、って定型発達の人はどうやってわかるのかわからないのですが、私の場合頭がぐるぐるしてきたりするので、「おかしいな」と思ったら「トイレかも」と思うようにしています。

頭がぐるぐるしてくるのとは違う感覚ですね、私なんかが感じるのは。そういえば藤家さんは小学校のとき、学校に「マイトイレ」があったそうですね。

そうです。理科室のある階の左から何番目の個室、という風に決めてました。他のところは使わなかったです。

どうしてですか？

掃除をする人も使う消毒液の量も違うから、微妙な違いを鼻がかぎ分けるみたいですね。それで、そこしか使う気になれなかったです。理科室がある階だから、使用頻度が少なかったせいもあるんだと思いますが。

それも嗅覚の鋭さからくる行動ですよね。

自閉スペクトラムの特徴と言われる「こだわり」の背後にも感覚の問題があるようですね。

自閉グルメ談義

さて、聴覚・視覚・触覚・嗅覚ときたら、いよいよ味覚の話ですね。藤家さんはさっきも話に出たように偏食がすごかったんですよね。「ぼくとクマと自閉症の仲間たち」の著者トーマス君が、「たいていのものはひどくまずい」って書いてますが、藤家さんの食生活を見ているとそれに近いような気がします。

最近、本当に母に悪かったな、と思って「今さらごめんね2004・夏」っていうエッセイを連作で書いているんです。お母さんがいやだったんじゃないんだよ、こういう風な理由で泣いたんだよ、っていうことをまとめているんです。それで、なんで食べられなかったのか、とか、今になって説明しています。

まず単色のものは気持ち悪くてだめだったんですよね。ピーマンとかトマトとか、どこから見ても色が同じのものは。

脳が酸欠起こしそうなほど気持ち悪かったです。

そういう感覚、やっぱり私たちには理解できないから、お母様もつらかったのではないでしょうか。

しかも子どもで表現力がないから、「なんで食べないの？」って訊かれて、一言「気持ち悪い」って……。

ああ、お気の毒に……。せっかく作ったのに……。

本当に申し訳なく思っています。母は祖母にも怒られたみたいですから。

なぜ食べないのかわからないと、親のせいにされがちですよね。感覚障害なんて知られていなかっただろうし。未だにあんまり食べることには興味ないですよね？

ないんだと思います。

私、食べること大好きです。

そうですよね、ニキさんは。ウェブサイトを見ていると、いろいろ工夫して食材安く調達したりしておいしそうなものこしらえてたりするし。あとだんな様にお弁当も作ってあげてるし。ホームフリージングも得意だし。私もよく「これって冷凍できる?」とか訊いてますし。

お掃除嫌いだけどお料理好きです。

私はお料理嫌いだけどお掃除好きです。お料理は、水を使うし。水道の水も痛くて手が腫れるんです。いとこにビニール手袋の存在を教えてもらって、ずいぶん助かりましたが。

ビニール手袋一枚で助かるんですね。やっぱり工夫も大切ですね。

耳栓やサングラスと同じ理屈ですね。そういう工夫が、電子レンジの「チン」にまで及べばずいぶん生きやすい人増えるんじゃないかなあ?

そういえばこの前、藤家さんに花風社の事務所を掃除してもらったのですが、本当に上手ですよ。ニキさんにお料理してもらって藤家さんにお掃除してもらえたら最高ですね!

お掃除鼻血が出そうなほど好きです。

鼻血？

私、興奮すると鼻血が出るんです。うれしいときも。

藤家さんて、感情がすぐ身体面に出てわかりやすいです。

私は野菜刻むのとか好きです。触覚の遊びみたいなもので。それで刻んじゃったから、ホームフリージングしてあとでお料理に使います。夫のお弁当もいくつもまとめて作って冷凍しておきます。そうすると、一個あたりにかかるお金も安くなるし。

いい主婦ですよね～。

でも家は散らかっていて床は見えませんよ。

でもニキさん食器洗い機持っていらっしゃいますよね！　私、結婚するなら食器洗い機を買ってくれる人がいいです。

まだ仕事もあんまりなかったころに食器洗い機買うのって、罪悪感を克服しなければならなくて大変でした。

ニキさん罪悪感強いですからね。食器洗いなんて、ほしくて買うお金があるのなら買えばいいと思うけど。

そうは考えられませんでした。子どももいない仕事もしていない主婦で、これから仕事をしていくために先行投資するなんて、後ろめたくて仕方ありませんでした。だけど浅見さんから、今は大活躍している翻訳者の人がデビュー前から高いイスを購入して腰痛に備えたという話を聞いて「先行投資してもいいんだ」って安心しました。

私は先行投資してもいいんだ、って最近知ることができたので、思い切って抱き枕を買いました。四千円はジリ貧の駆け出し物書きには大出費でした。でも、いい原稿を書くためにはいい睡眠が必要なので！

先行投資は大切ですよ。とくに自由業でやりたいのなら、お金だけではなく時間や労力の先行投資を惜しんではだめです。へんなところで出し惜しみする人は成功していません。
働きやすい環境を整えることは、本当に大事です。ニキさんのように、座りっぱなしの翻訳者に腰痛はつきものですから、イスはちゃんと選ばないとすぐに腰が痛くなりますよ。先行投資に罪悪感持つのは、やはりお二人らしいと思いますが。

浅見さんはずっと働いているけれど、食器洗い機は持ってないんですよね?

私は食器洗い機ってほしいと思ったことないですね。家事の中では食器洗いって好きな方ですね。あと好きなのはお米をとぐことと洗濯物を干すこと。どうも私は水遊びが好きみたいですね。泳ぐのも好きだし。

どの家事が好きかも、感覚の問題によるところが大きいんですね。

言われてみればそうですね。ところで、藤家さんの偏食についてですが、一緒に食事をしたりしていると、いくつか原因があるように見えます。一つはやっぱり過敏さでしょうか。それこそ、お米の研ぎ方が一回少なくても気づいてしまうという。

一回、お米が不作でタイ米が出回った年がありましたよね。「長さが違う」と思って食べられませんでした。

タイ米は不評でしたよね。でも私みたいな「タイ料理好き」だと、タイ料理にはタイ米のほうがおいしいと思うし、そんなに毛嫌いしないんですが、やはり日本人の特にお米に対する味覚って保守的ですよね。藤家さんの味覚は、お米に限らずとても保守的な上に、食の経験が少ないからよけいに広がらないっていう気がします。ニキさんから～いタイ料理でも平気でもりもり食べますよね。

基本的に食べることは大好きです。エキゾチックな料理に対しても、不安感より好奇心のほうが勝ちます。

そうですよね。でも藤家さんを見ていると、不安感のほうが強い気がします。

そうです。食べたことのないものは怖いです。色とか形とか、味以前の部分で、見るだけで気持ち悪かったり怖かったりして食べられないものも多いです。

食べ物が「まずそう」なのではなく「怖い」から食べたくない、っていう体験はあまりふつうしないと思います。異文化の中のものすごいゲテモノだったらともかく。

一度講演に養護学校の先生がいらっしゃっていたことがあるんですが、「自閉症の子が食べ物を見て『こわい、こわい』と言うので『食べたくない』と言うんだよ、と教えていたのですが、本当に怖がっていたとは初めて知りました」っていう感想をいただきました。

そうですよね。でも、食べたことのないものを食べないと食べ物の種類を知る機会がますます減っていきますよね。

食べ物の種類、あんまり知りません。よく母に「今日のご飯は何がいい?」とか訊かれると困ります。

お母さんたちにとって毎日のご飯を考えるって大変な仕事のはずだから、なんか希望があればなあ、と思うのも無理はありません。でも藤家さんくらい食べ物知らないと、答えられませんよね。「コリアンダー」とか「ナンプラー」じゃなくて「シラス干し」とか「コーンスープ」を知らないのはびっくりしました。

シラス干しってなんですか？　コーンスープはこの前初めて食べました。今まで経験したことのない味でした。

スープで何が好きですか？

いちばん好きなのはお白湯《さゆ》です。

味のないものが好きなんですよね。

薄味というより無味のものが好きです。他に好きなのはお肉とかお野菜とかゆがいた

「ゆがき物」が多いですね。魚介類はだめです。

関東は味が濃くて大変でしょう。とくに外食すると。

関西の味付けでも私には濃いくらいです。

それでも自炊はできない？

例えばお肉焼いたりすると、油がはねるのが怖いです。

だけど外食もしにくいでしょう。外食って、たぶんに「場を楽しむ」って要素があるけれども、そういう店は藤家さんに向きませんよね。たぶん藤家さんにとっては「外食」は「食べること」が目的だから。だからファミレスとかになるけど、ファミレス行っても、食べるものが決まってますよね。「とんかつ」か「マグロ丼」。唐突な取り合わせなんですが、どうしてあれだけ食べられるんですか？　ましてや魚介類は食べられないはずなのに、どうして「マグロ丼」は大丈夫なのですか？

外食は好きではありませんが、外食しなければならないこともあるので、あの二つだけは食べられるように訓練しました。食べきることはできませんが。魚介類はだめだけど「マグロ丼」だけ食べられるように訓練したんです。最近は「カツ丼」もリストに入りました。

外食しなければならないときの逃げ道、として「訓練」したんですね。「好物」っていうのとは違うんですね。でもとんかつ食べるとき、つけ合わせのキャベツ食べませんよね。

キャベツって途中で食べていいんですか？

いいんですよ。

食べ方がわからないです。食べられないです。

食べ方がわからないって？

いつ食べるのかわかりませんね。とんかつ食べるときには、まずとんかつを食べなくちゃいけないような気がします。そうするとそれだけでお腹がいっぱいになるから、キャベツまでたどりつけないんですよ。

ああ、なるほど……。食が細くて全部食べられないのなら、とんかつ残してキャベツに手を出してもいいんですよ。でもたしかに藤家さんは、「とんかつ」だったら「とんかつ」だけ食べて、おつけ物とかおみおつけとかには手を出さないですよね。

「とんかつ」という以上は、まず「とんかつ」を食べなくては、と思います。

私全部食べます。つけ合わせも全部。

ニキさん全部食べますよね！　おつけ物の芯みたいなところまで、上にかかっているたれの中のネギの細かいのまで一つ残らず食べますよね！　「そこは残すだろう、ふつう」って思うところまで食べるニキさんと、「メインの部分しか食べないんだなあ」という藤家さん。とても対照的だという印象を持ってます。それでも藤家さんは、最初に会った頃よりずいぶん食べられるようになってきたんじゃないですか？

はい！　お仕事始めて、頭使って身体動かしていると食べられるんだ～と思うようになりました。あと、身体を鍛えることの大切さに気づいたのでルーム自転車とか漕ぐと、前より食欲が出てきました。

ご飯食べに行こう

「ご飯食べに行こう」って言われると、どう感じます？

最初の頃、「おかずは食べないのかな」って思いました。

私は相手の人が米粒に見えました。それで浅見さんに「ご飯食べに行こうって言われたんですけどいつ食べに行くか訊いた方がいいんでしょうか」って訊いたんですよね。そうしたら「『ご飯食べに行こう』っていうのは『今度楽しい時間を持とうね』っていう意思表示であって、必ずしもご飯は食べないかもしれないし、食べに行っても米粒じゃないこともある」って教わりました。そうか、仲良くしようねの代わりに「ご飯食べに行こうね」って言うんだ、ってわかりました。

定型発達の人って、割合と安易に言葉を口にするから「ご飯食べに行こうね」って言われても、あと全然誘ってこないこともあるんですよね。

そうみたいですね。「今度うちに来てね」って言われても、地元に帰る時期が近づいてきているのに一向にお誘いがないと「私が帰る時期を忘れているんだろうか」とか不安になります。

定型発達の人は社交辞令を口にするし、あと社交辞令ほどじゃなくても、大して本気で思っていないことを途中の段階で口にしてしまうところがあるんですよ。願望の段階で、とか、もし時間があれば、とかの段階でも誘ったりする。まあその重要度は場合によって違いがあるわけですが。

迷惑です。「自閉は急に止まれない」のに。「忘れた」なら簡単だけど、「最初から本気じゃない」は難易度高い。私、すぐ真に受けるから。

でもニキさんは結構、定型発達の生態も冷静に勉強しているから、うまくやっていますよ。

私も社会に出てみて「いい加減な人」のことも受け入れていかないと社会で生きていくのしんどいなあ、と思うようになりました。

言葉に対して一つ一つ律儀であるがゆえに、ふだんの生活、人との交流の中ではうっとうしく見られることもあるかもしれません。学校でいじめられ体験に遭いやすかったりする原因の一つに、それがあるような気がします。でも一方で、仕事の相手としてはやりやすいですよ。

そうですか。

本当ですか？

仕事っていうのは決まり事で成り立っている部分が大きいから、私は自閉スペクトラムの人と仕事をするの好きですよ。決まり事を守ってくれるから。

自閉&BODY

さて、ここらへんで第一部「気まぐれな身体感覚」はお開きにしたいと思います。こうやってお話ししてわかったのは、こういうことですね。

・自閉の人々と定型発達の人々の間ではかなり「身体感覚」に違いがある。
・両方とも「自分がふつう」と思いこんでいるゆえに、どのくらい違うかお互いにわかりにくいものがある。

そうですね。

それで、どのくらい違うかっていうと

・自閉の人は、自分の身体がどこからどこまでかわかりにくい。
・自閉の人は、五感の感じ方がかなり定型発達の人と違うため、想像もつかない場面でつらい思いをしていることがある。

しかもそれに個人差がありますよね。藤家さんと私でさえかなり違う。

そうですね。だから一人一人にカスタマイズした環境作りが必要ですね。

とにかく「自閉の身体障害的側面」についてはもっと知ってもらいたいです。

そうですね。ただ私思うんですけど、藤家さんとか私とかは、身体障害が重い方じゃないかと思います。

知的な面、言語面では遅れがない、というかむしろ高い水準であるのに、ですね。

だから身体障害がもっと軽い自閉スペクトラムの人たちもいるんじゃないかと思います。

私とか藤家さんとかになると、体力的に週に五日満員電車で通えないし、本を出すという仕事くらいしか考えられません。だから花風社に集まってくる人は、そういう意味で身体障害が重い傾向があるかもしれないです。でももっと軽い人たちは、会社づとめがとりあえずできていて、それでも「よく休むなあ」とか、「場の空気が読めないね」とか、「不器用」だとか「のろま」だとか言われてつらい思いをしているかもしれない、と思います。それで自分を責めている。

あるいは根性がないと言われている。たしかに体力と根性って強い関連性があるけど、でも身体の造りが違うっていうこともありえるんですよね。それに小さいときから訓練したらずいぶん違うかもしれないと思います。もちろん痛覚とかが弱いかもしれないから、本当に周りが気をつけてあげて運動プログラム組まなきゃいけないんだと思いますが、やはり運動はした方が身体は鍛えられるし。小さいときから運動の習慣があるかどうかは一生のスパンで見ると大きいんじゃないでしょうか。でもそういう取り組みに乗り出すには、まず「身体の造りが違うかもしれないって考えてみてくれ」って当事者が言い出す必要があったわけで、そういう意味でお二人が話してくださったのはとてもいいことだと思います。

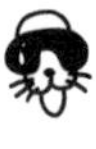

なんだか私、かっこわるいと思っていたんですよね、ずっと。ほら、浅見さんと私って

ほぼ同年代だけど、私たちが社会に出たころって、身体が丈夫でバリバリ働くのがいい、っていう風潮だったじゃないですか。

「二十四時間戦えますか?」っていうCMが流れていたころですね。バブリーなころ。みんな長時間労働で、それを誇っていたようなころ。

ああいう風潮の中で社会人生活を踏み出したから、身体が弱いのはかっこわるいとかいう意識がありました。それで、私は大病は子どものとき以来していないし、「体力はないけど身体は頑健」とか思いこもうとしていたところがあって。

私の場合は、めちゃくちゃ大病しました。

「体力」と「頑健さ」なんですが、自閉スペクトラムの人よく、そのあたり厳密に分けて考えてますね。でも私たちは大ざっぱで、体力と身体の頑健さってあまり区別していないかも、です。単純に、身体が強いか弱いか、って考えているような気がします。

そうかあ……。やっぱり私って弱いんでしょうかね。

いろいろ大変そうだと思いますよ。

かっこわるいなあ……。

そんなことないですよ。

やっぱり自閉でも、時代の影響って受けるんですよね。だからどうしても、バブルの頃の「ドリンク剤飲んでがんばる」みたいなのがかっこいいと思ってしまうんです。

やはりそれも、ずしりと受け止め過ぎているんだと思います。そして、切り替えのスイッチが利かないから、まだ時代が変わったことが「腑に落ちていない」のかもしれません。

季節の移り変わりにも身体がついていかないですし。

あの頃の日本人はドリンク剤飲んで二十四時間働いて……っていう生き方を「かっこいい」って評価していたけれども、今の日本人は「スローライフ」とか「田舎暮らし」とか言ってますよね。別に日本人が総入れ替えされたわけじゃないです。同じ人たちが違う質の生活に走っているんですよ。気が変わったんです。

「今から気が変わるよ！」って言ってくれたらわかるのにね……。

言わないですよね。だから、自閉スペクトラムの次世代が適切なケアを受けられるためにも、身体の問題は語ったほうがいいです。私たちにはわかりにくいのだから。

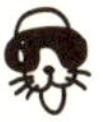
そうですよね。本当に、自分がふつうだと思ってたから気がつかなかったんですけど。でも最近「かっこわるいなあ」とか思いながらもウェブサイトで不定愁訴について書き始めたのは、「誰かに参考にしてほしい」と思っているからなんです。誰かの役に立つんだったら、かっこわるくてもいいや。

そうですよ！　さて、では身体感覚の問題はこれくらいにして。ご飯食べに行きましょ

うか。

おかずも出るんですよね？

もちろんです。それに、必ずしもお米粒を食べなくてもいいです。

仲良くする時間なんですよね！　一緒にご飯を食べる時間っていうのは！

ある日
藤家ちゅん平が
取材を受けた時の話…

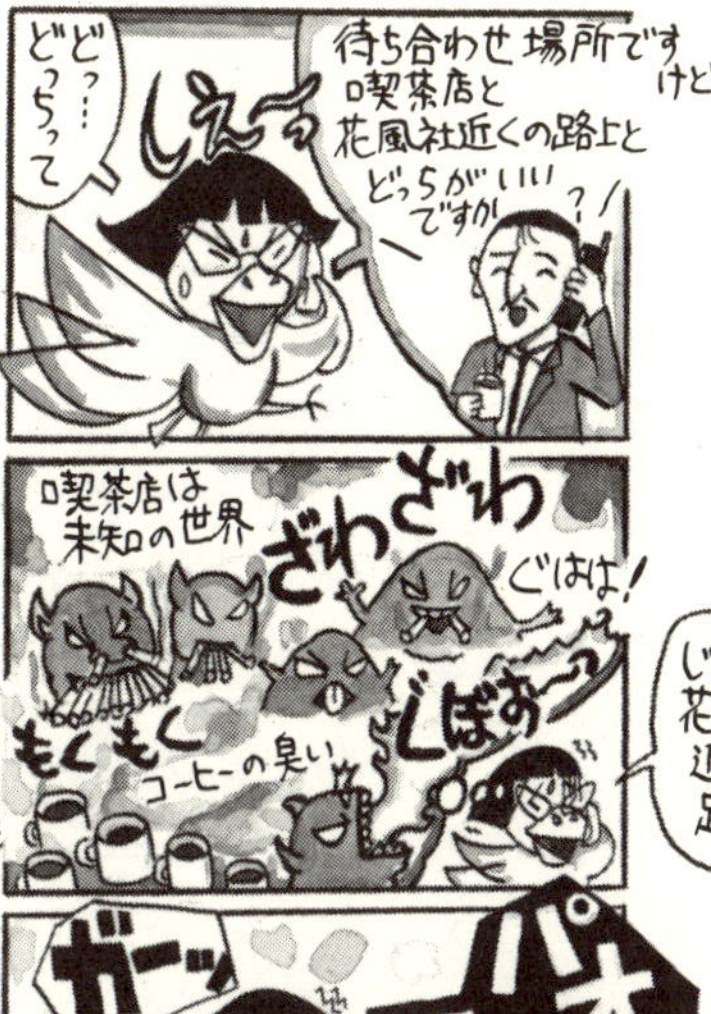
待ち合わせ場所ですけど…
喫茶店と
花風社近くの路上と
どっちがいいですか？
どっ…どっちって
しえ〜
ぱたぱた
喫茶店は未知の世界
ざわざわ
ごはは！
タバコの煙
もくもく
コーヒーの臭い
じぼぉ〜
じゃ…花風社近くの路上に…
ガーッ
パオーン
ザワザワ
臭いも敏感
アスペルガーの人は音を全部拾う
チリーン
うーん
だったら最初からダメだって言ってくれればいいのに
あんな交通量の多いとこはちょっとねえ…
ちゃうちゃうちゃうねん！

アスペの
人って…
知らない
場所が
とっても苦手

だもんで
行ったことの
ある場所で
待ち合わせた
のは
いいんだけど

その晩は
おかげさまで
このありさま…

みなさん！
覚えておきましょう

この人たちは
"違う場所に
して下さい"ってこと…
思いつけないんです

だからこそ まわりが
気をつけてあげないと いけないんですね〜

藤家ちゅん平の
頭の中には
郵便仕分け係が
一人しかおらず

その伝令の
指令によって
運動機能を
働かせる

リンコ姫の
場合も
同様だけど

その
パターンは
ビミョーに
違う…

どちらに
しても
伝令のキャパは

かなり
限られていて

これが
すぐにー

オーバーフローを
起こすんですな～

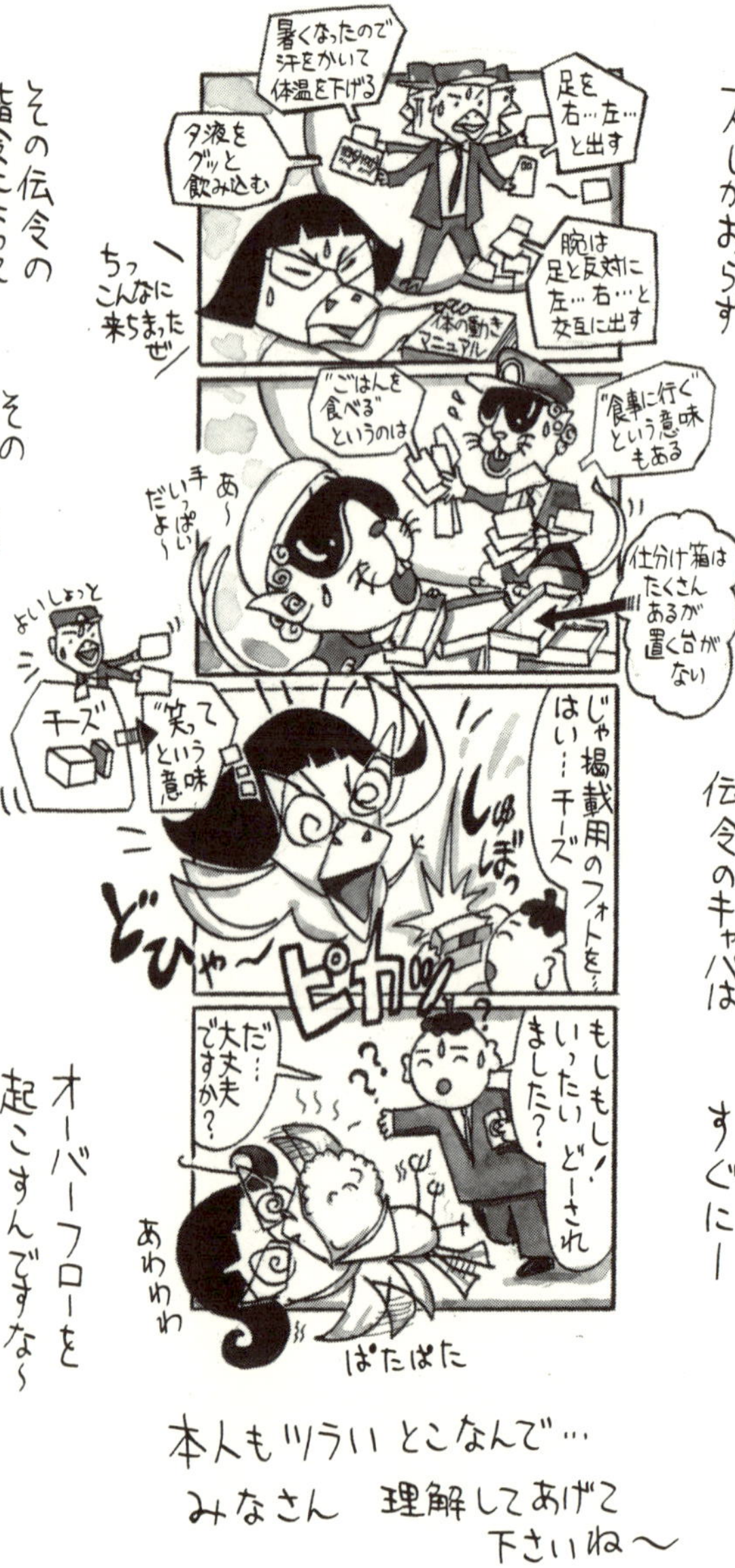

足を右…左…と出す
暑くなったので汗をかいて体温を下げる
唾液をグッと飲み込む
腕は足と反対に左…右…と交互に出す
体の動きマニュアル
ちっこんなに来ちまったぜ
"食事に行く"という意味もある
"ごはんを食べる"というのは
あ～
手いっぱいだよ～
仕分け箱はたくさんあるが置く台がない
よいしょっと
じゃ掲載用のフォトを… はい…チーズ
チーズ
"笑って"という意味
しゅぼっ
どひゃ～
ピカッ
もしもし! いったいどーされました?
だ…大丈夫ですか?
あわわわ
ぱたぱた

本人もツライとこなんで…
みなさん　理解してあげて
下さいね～

第二部

幸せな世界観（かもしれない）

藤家ワールドにおいて

世界を動かしているのは見えない巨人ー

けど…そいつらってちょっとマヌケでそそっかしい連中なんだよな～

高性能
コントローラー
おっと危い!
やっぱ私って白い魔女?
巨人の存在を…私ひとりが知っている
ブロロロ～ッ
ばしゃっ
ふふふ
ハハ～ッ神さま
シナリオ
三流SFのキャラみたいだけど…
ほいちゅん平!! 今日のシナリオな
上
中
下
藤家
スズメ
本日の動作
ぐーん
こんなん読めるか～
チュンチュン

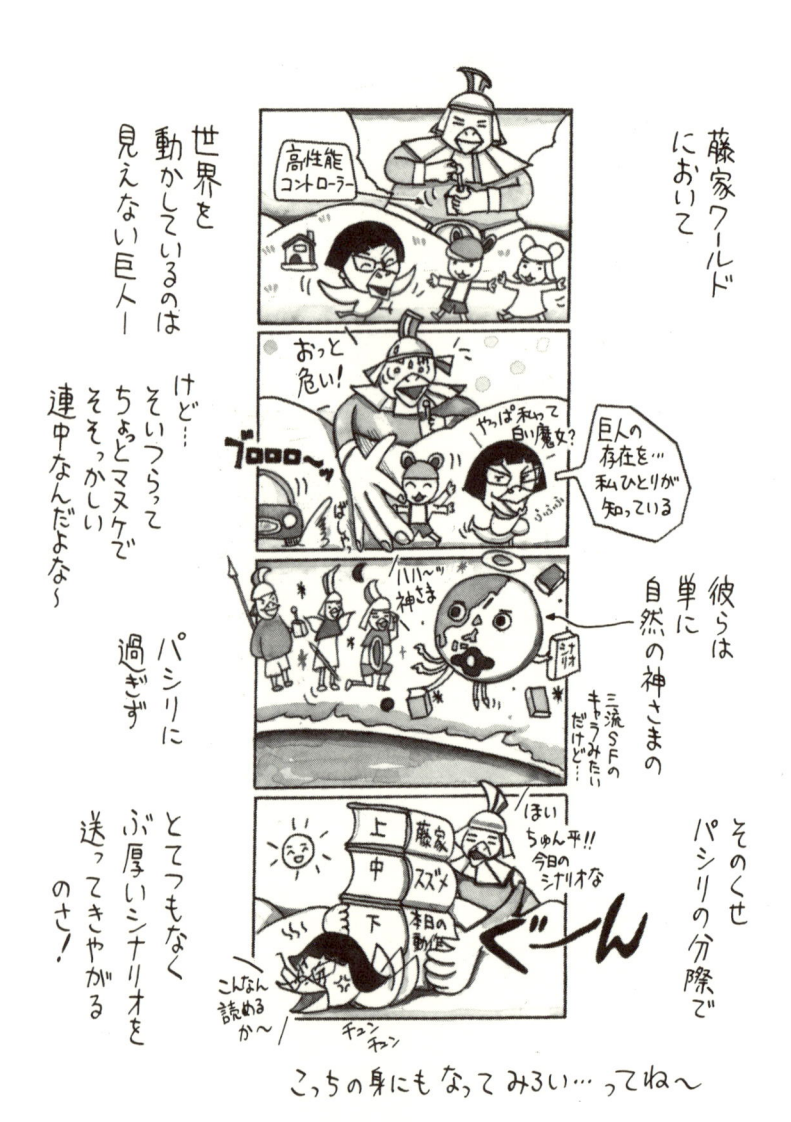

彼らは単に自然の神さまのパシリに過ぎず

そのくせパシリの分際でとてつもなくぶ厚いシナリオを送ってきやがるのさ!

こっちの身にもなってみろい…ってね～

描いてるうちに私(小暮)も
こーゆ～世界だってアリかな～
なんて思えてきました♪ チュンチュン!

藤家ちゅん平が
髪を切りすぎた場合…

"念"を送り
伸ばそうとする…

乗り物も同様ー
"念"を送るおかげで
いつも安全…

でも"念"の
届かないところで
事故が
起こるたびに
魔女としての
責任を感じる
藤家スズメでした♪

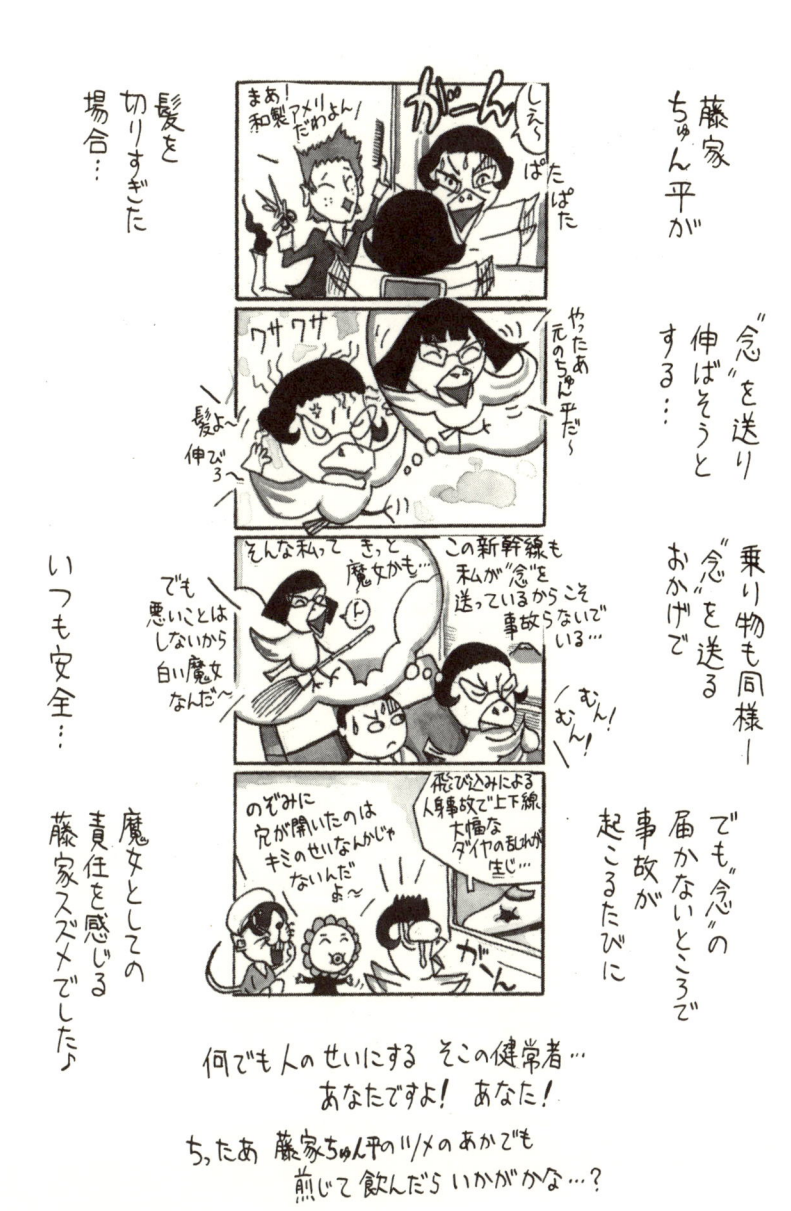

ガーン
しぇ〜
ぱたぱた
まあ！和製アメリだわよん！
やったあ元のちゅん平だ〜
ワサワサ
髪よ〜伸びろ〜
この新幹線も私が"念"を送っているからこそ事故らないでいる…
そんな私ってきっと魔女かも…
でも悪いことはしないから白い魔女なんだ〜
むん！むん！
飛び込みによる人身事故で上下線大幅なダイヤの乱れが生じ…
のぞみに穴が開いたのはキミのせいなんかじゃないんだよ〜
ガーン

何でも人のせいにする　そこの健常者…
あなたですよ！　あなた！

ちったあ　藤家ちゅん平のツメのあかでも
煎じて飲んだらいかがかな…？

世界観、なんていうと難しい言葉に思えてしまいますが、要するに自閉スペクトラムの皆さんにとってこの世界がどのように見えているか、とか、そういうことを第二部では伝えたいと思います。私にとっては、自閉の人たちの世界って聞けば聞くほど興味深くて、異文化だなあ、と思います。自閉の方たちの世界観をわれわれ定型発達の人間が知ることは、たとえ周囲に自閉の人がいない人にとっても、とても精神的に豊かな経験だという気がしています。

私はお二人とふだんからおしゃべりをしていて、折に触れ自閉スペクトラムの方が見た世界を垣間見るチャンスに恵まれていますが、その中でもいくつか印象に残ったフレーズがあります。たとえば藤家さんの言葉なら「世界はシルバニア・ファミリーのおもちゃ箱」というフレーズです。そしてニキさんの「クラスメートは教室の備品だと思っていた」というフレーズも印象に残っています。それに、お二人ともいじめられ体験があるのに「いじめられるのはそういう役だからだと思っていた」と共通しておっしゃられているのがとても興味深く感じました。まず、藤家さんにお伺いしたいと思います。「世界はシルバニア・ファミリーのおもちゃ箱」とはどういうことなのでしょうか?

神様のパシリ

私はシルバニア・ファミリーのおもちゃを持っていたのですが、あれは動物のお人形たちを手で動かして遊びます。私は、自分が生きている世界もそういうものだと捉えていました。ただ、見渡しても私たちを動かす大きな手は見えませんし、手で動かしていたらぶつかってしまうと思ったので、この世界を大きな巨人が上から覗いていて、とても高性能のコントローラーで私たちを動かしているのだと思っていました。そして、他の人は巨人がいることを知らないけれども私は知っている、うふふ、私って魔女かも、でも悪いことはしないから白い魔女かも、って思っていました。

その巨人、ついでに足も動かしてくれたらよかったのにねえ。それとか、もう少し熱が出る日を少なくしてくれるとか。

そうですよね(怒)! 私、手抜きキャラだったんでしょうか?

あはは。そんなことないですよ。結構凝ったキャラだと思いますけど。それで、巨人、って神様みたいなものなのでしょうか？　それともシナリオライター？

私にとっては神様っていません。というか、途中までキリスト教徒だったのも、設定の一つだと思っていました。宗教っていうのも、設定の種類だと思っていて、しいて言うなら、「自然」の言うことだけは聞いておこうと思っていたので、神様って「自然」です。それで、巨人は自然のパシリだと思っていました。そのパシリがとんでもなく分厚いシナリオを私に送り込んでくるので、「こんなに厚いの読めないよぉ（焦り＋怒）」と、毎分毎秒、かなり忙しかったです。

なるほど、巨人は自然の「パシリ」なんですか！　その巨人が、シルバニア・ファミリーのおうちの上から覗いているわけですね。そういえば「ずっと『普通』になりたかった。」を書いたグニラさんも「世界が芝居の書割のように見えた」と幼児期の体験を書いていましたが、藤家さんにとってもそうでしたか？

そうですね。だから「他の誰かになりたかった」にも書いた通り、よその家に急に明かりが点いて中で人が動くのが見えたとき、びっくりして凍り付いてしまったんです。

自分の関係ないところでも生活の営みがあるということにびっくりしたのですね。

そうです。あまり言わないで下さい。思い出しびっくりするので。

世界は一幕の芝居のようなものだと思っていたのですか？

そうです。そこでそれぞれの人が役を演じているのだと思っていました。私は私という役。クラスメートはクラスメートという役。親は親という役。だから自分の知らない、役がないはずの人がそこにいたということに驚愕してしまったのです。

クラスメートは学校の備品

ニキさんが「クラスメートは学校の備品だと思っていた」っていうのも、そういうことなのでしょうか？

家に帰ると親がいます。学校に行くとクラスメートがいます。クラスメートとは、教室にいるものだったんです。まさか一人一人におうちがあって、そこから通ってきているとは思いもしませんでした。

なるほど。じゃあ逆に定型発達の人間は、どうしてクラスメートの一人一人におうちがあってそこから通ってきていることがわかったんでしょう。考えてみれば不思議ですよね。
たとえば、クラスメートの家に遊びに行ったらどうなんでしょう？　この人にもおうちがある、と自分の目で確認できたら。

何人かは、家にも遊びに行った相手がいました。その子には家があるのかもしれない、とは思ったのですが、それが、「クラスメート一般」に汎化されないんです。一般化、抽象化する力に限界があって。A子ちゃんとB子ちゃんだけは特別な役、たとえばロッカーや箒《ほうき》とはちがって、ウサギやアヒルみたいに。

なるほどね。筝とウサギは違いますね。

そして、誰かが別の誰かの誕生会に招かれた話を翌日に耳にしたりして、「みんなにもおうちがあって、通ってくるらしい」と頭ではだんだんわかってきてからも、実感はできませんでした。頭の中だけの知識で。さらに、「おうちがあって、通ってくる」と実感できてからも、なかなか、備品のイメージも自動的には消去されませんでした。つまり、二種類の現実が、矛盾するのに重なっていた時期があるんです。並んで共存していたわけではなく、折衷案のようなものが常に湧いてきていました。

なるほど。

でも、生徒名簿は熱心に読むようになりました。住所が書いてあるので、「おうち」をあれこれ想像しようとするのです。「(備品説じゃなく)こっちが本当」と自分を説得しようとするかのように。年齢が進むにつれて、「こちらに統一したい、こちらで納得したい」という意識が強くなっていったようです。

「実感」じゃなくて「納得」なんですね。理解の手順が一段階多いですね。

同様に、電話帳や、父や母の会社の名簿も、大阪市の区分地図も読みました。どれも文字情報、地名だけですから、本当に各家庭を見るほどのどぎつい刺激はなく、適度に抽象化されていて、受け入れやすかったのです。ただ、もっと小さいうちも、電話帳や名簿、地図は好んでよく読んでいたのですが、そのときはまだ、「書いてあるだけ」なのか「おうちがある」のかよくわからなくて、どちらも本当のようなふしぎな感じ、少しキモチワルイような怖いような感じを、逆に楽しんでいたように思います。怖いもの見たさとか、絶叫マシンとかと同様に。

「適度に抽象化されて」っていうところが面白いですね。そのものずばりは刺激が強すぎるかもしれないんだ、説明するにしても。藤家さんは、クラスメートのおうちに遊びに行ったときどう思いました？

私は「私がいる」から、それもシーンの一つだと思ったはずですね。

学校に行くのか、学校が来るのか

なるほどね。藤家さんにとっての世界はとことん「芝居の一幕」だったんですね。そしてニキさんにとっては「見えないものは、ない」わけですよね。コタツの中の脚のように。だから、クラスメート一人一人におうちと家族があると確認するまでは、教室の備品なわけですね。見るのはたいてい教室だから。

そうです。それにこれは身体感覚とも関係しているのだと思います。

たしかに自閉スペクトラムの人の世界観の特異さって、身体感覚の違いからきていることがすごく多いと思うのです。第一部でも触れましたが「自分の身体がどこからどこまでかわかりにくい」としたら、世界観が私たち定型発達の人間とがらっと違って当然だという気がします。

私は自分が学校に歩いて行っているのか、世界が回り舞台のように自分に近づいてきているのか、どっちなのかはっきりと確信が持てていませんでした。

確信が持てていないとは？　どういうことですか？

私はふだん耳栓をしているでしょう？

していますね。藤家さんのようにニキさんもやはり聴覚過敏なのですか？

耳栓をしていた方が、音の角が取れて聞こえます。それと耳栓をしているといいのは、外の音をシャットアウトする分、自分の身体の音が聞こえることです。たとえば、つばを飲み込む音とか自分が歩いている音とか。

私、小さい頃から正体不明の雑音に悩まされてきたんですが、胎児の心音を耳にすることがあって、「ああ、これだったんだ」と気づきました。

自分の心音が聞こえていたのですか？　お二人は、自分の身体の立てる音が聞こえるんですか？

聞こえないんですか？

私は聞こえないです。臓器が絶えず動いているからなにかしらの音は立てているんでしょうが、「ああ、心臓が一生懸命血液を送り出しているな」とか音で確認することはないです。

じゃあ、つばをちゃんと飲み込んでいるかどうかはどうやって確認するんですか？

ふだん特に確認することはないです。

でもつばは垂れたりしないでしょう？

しないですね。たぶんオートマティックに処理されてるんだと思います。

へぇ。便利ですね。じゃあ歩いているかどうかはどうやって確認するんですか？

耳で聞かなくても、歩いているかどうかはわかります。脚が確認するんでしょうか？とにかくわかります。足の裏が地べたについてまた離れる感覚がわかるし。

いいなぁ（あこがれ）。私は疲れたときには、歩くことさえ自然にできません。「右、左、右、左」と自分に言い聞かせながら歩きます。

私の場合は、ふだんはオートマティックに歩けているんだけど、その代わりオートマティックすぎて、はっと気がついたら歩いているかどうかが、耳で聞かない限りはわかりにくいんです。当時は耳栓をしていなかったので、学校に行くときもきちんと歩いているのかどうか確信が持てなかったのです。そうすると、自分が学校に行っているのか、学校が自分のところに決まった時間になると来るのかわからない。おかげで、「学校を休もう」という発想は思いつきにくかったですね。

私の場合は、藤家さんのように全部がマニュアル作業であるのとはちがって、中途半端に自動運動だったようです。ただ、自動運動との連絡が悪かった。守護天使に外注して監督をおろそかにしているんですね。そして、ふと我に返ると何もわからない。現場を見てない社長みたいに。だから、ちゃんと歩いていながら、音を聞かないと自分が歩いているのか止まっているのかわからなかったり、止まったまま、歩いているつもりになっていて、いつまでたっても目的地につかなかったり、スイッチがきれたら歩けなくなったり。

ていうか、それってあんまり「オートマティック」じゃない気が……。

オートマティックに歩けるんですからオートマティックです！（あくまで主張）

でも、耳栓してないと自分が歩いているかどうかわからない、っていうのはやっぱりオートマティックじゃないような気がしますよ。

オートマティックです！（あくまで主張）

まあ、いいや、はいはい。とにかく、クラスメートという備品込みで学校が、決まった時間になると近づいてくるのかもしれない、というわけですね。回り舞台のように。

そうです。それから、学校が「来ている」かもしれないという感覚は、駅で待っていたら電車が「来る」ことからの連想でもあります。電車は「来る」んだから、学校が「来て」いたっておかしくない。それに、電車に乗っていれば、駅は「来る」ように見えるんです。

たしかにそうですね。脚が動いているのに気づきにくければ、学校に行くのと電車が来るのとの区別はしにくいですね。

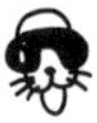
一応、家では「学校に行く」ということば使いを親もしているし、自分が行っていることになっているのだろうと、ことばの用法としてはわかっていたのですが、これも「ミックスジュースにするわね」（これについては後述）と唱えてるのと同じで、あまり実感を伴なわないで唱えていたみたいです。

本当に私たちと違って見えているのですね、世界が。道に並ぶ家々は書割だから中に人がいると驚くし、クラスメート一人一人におうちや家族があるとは思わない。クラスメートのおうちに遊びに行って、「ああこの人にもおうちや家族があるんだ」と納得するまでは。納得するまでにも生徒名簿見たりとか、一挙にクラスメート一般にこぎつけないで例外かどうか考える段階があったり、様々な手順を必要とするわけですね。

浅見さんも人間なんだ

そうです。私、浅見さんが人間だということも最近気がついたんです。

その前はなんだと思っていたんですか？

翻訳の先生で、出版社の社長だと思っていました。

翻訳の先生だったり、出版社の社長だったりすると人間じゃないんですか？

人間じゃない、とまでは言い切れません。でも、社長っていうのは「人間」っていうより、「社長」でしょうか。忙しく仕事をしているもんだと思ってました。

仕事をしていないときは？

終業時間が来たらぱっと消えるような（笑）、そんなイメージを持っていました。ごめんなさい。

いえいえ、いいんですよ。それでどうして、人間だということに気がつき始めたんですか？

いろいろプライベートな話をするようになるじゃないですか。お料理のレシピを私に訊いてきたりすると、社長の癖にそんなことも知らないかと思うし。あと、時代劇が好きだって言ったり、南の島に行きたいって言ったりすると、ああ、一人の人間として趣味嗜好を持ってるんだ、って思うんです。あと、どうやら家族がいるらしいことに気づいたとき、「浅見さんも人間なんだなあ」って。

自分に見えているのは「社長」っていう面だったけど、どうやらそうじゃない部分がある、って気づいたのですね。それで、「人間」に見えてきた。

そういうことです。

私はこの前、浅見さんのお母様にお会いしました。とてもやさしい方だと思いました。逆毛も立ちませんでしたし。

逆毛が立つって？

私、やさしい振りをしているだけの人に会うと逆毛が立つんです。相手がどんなににこやかでも。

すごい能力ですね。なかなかそういう能力持っている人はいないですよ。

わーい。妹は「お姉ちゃんがいいといった人としか結婚しない」って言ってます。両親も深くうなずいてます。へんてこな家ですねぇ。

直感が働くんですね。それが「逆毛」っていう身体感覚で出てくるところが藤家さんの面白いところだ思います。藤家さんって本当に身体と心が直結してますから、大病してきたということはそれだけ明るい性格でも、この世界のわけがわからなくって生きにくかったんだろうなあ、と思ってしまいます。ところで、ニキさんが「浅見さんが人間だと気づいた」という話に戻りますが……。

くり返しますが、「人間じゃない」と思ってたわけではないんです。それ以前も。

わかりますよ。まず見えるのは自分に関係ある「翻訳教える人」「本出す人」っていう部分だったから、それ以外の部分を持っているとは思いつかなかったわけですね。

そういうことだと思います。

モノと人の区別

触法少年とかがアスペルガーだと診断されると、アスペルガーについて報道がありますよね。藤家さんも、長崎の事件をきっかけに「他の誰かになりたかった」を書いたわけですが。

あの事件の報道のされ方はショックでした。それで、次第にカチーン（怒）となりました。

ああいうときよく、「アスペルガーの人はモノと人の区別がつかない」とかあるじゃないですか。あれって字面だけ読むと、すごい人非人みたいな印象を与えてしまいます。触法少年がやったことが恐ろしいことだっただけに、恐ろしい障害だと思ってしまいます。でもニキさんのお話を聞いてると「クラスメートにも家族がいると思わなかったから教室に付属しているものだと思っていた」っていうことなんですね。だから「みんなそれぞれおうちから通ってきているんだ」と説明されたり、おうちに遊びに行くと、まあ様々な紆余曲折を経ながらでもやがてわかるんですよね。でもそう考えると、どうして定型発達の私たちはクラスメート一人一人におうちがあるってすぐわかったんだろう？

ね、不思議でしょ？　モノと人の区別がつかないと言えば、逆に、モノが人っぽく見えるというのもあるかもしれません。無機物的なモノに表情の豊かさとかを感じることがあるんです。たとえば水道の取っ手とかが笑ってる、とか。モノの方が人に近く見えていることもあります。

そういうふうに見えない人もいるんだ……（びっくり）。

森口奈緒美さんの「変光星」には「品川」が「3」という数字に関係のある場所だと思っていたという記述がありましたよね。ユニークな発想だなと思いました。

私に言わせれば、そういう発想がわかない定型発達の人って何が面白くて生きてるのかと思いますよ。畳の目の美しさにとか感動しないし。もう一度生まれても自閉っ子に生まれたいです。

定型発達の人は必要ないですか？

必要ないなんてことないです。好きな人もいっぱいいるし。でも、自分はまた自閉っ子に生まれたいです。ただし、第一志望はワニなんですけど、人間だったら自閉っ子がいいです。

おすもうさんと啓蟄

ここで一つ、春先にニキさんからいただいたメールを読者の皆さんにご披露しようと思います。件名は「春と東京とおすもうさん」でした。

★春と東京とおすもうさん

何十回となく無意味に（そして何十回となく意味あって）東京へ行くうち、私が勝手に描いていた歪んだ東京像はかなり修正されてはきました。たとえば、東葛西から奥多摩にいたるまで（プラス小笠原諸島の全島に）、ぎっしりと神田神保町と秋葉原だけが詰まっているわけじゃないこともわかってきましたし。

一方で、なかなか修正の効かないイメージもあります。たとえば、私にとっての東京は、「春でもないのにおすもうさんがいる所」ということになっているのです。

大阪人にとって、おすもうさんとは春になると発生する生き物ですから、イチゴや、菜の花のからし和えや、ホタルイカと結びついています。ところが東京ではおすもうさんに旬がない。年がら年中、ハウス栽培のおすもうさんが歩き回っています。東京で（いや、名古屋でも福岡でも同じなんでしょうが）おすもうさんを見かけると、私の脳内はそこだけ春になってしまいます。

そんなわけでかどうだかわかりませんが、春になると東京へ行きたくてたまんなくなるんですよね。じたばた。いえ、私は基本的に上京大好き田舎っ子なので年中東京に行きたがりながらくらしてるのですが、春は特に激しくなります。

しかし、この公式には落とし穴があります。東京に年中出没するおすもうさんと、春になると大阪に発生するおすもうさんは、同一おすもうさんなのです。つまり、私が「おすもうさんは春の風物詩＋春だ↓おすもうさんのいる東京へ」と思って上京したりすると、おすもうさんたちはちょうど大阪へ来ていて留守だったりするんですよね。

何か私の脳内では、東京にはおすもうさんが年中いて、春に大阪で見かけるおすもうさんは、春になると大阪の上空でだけ自然発生することになっているのですが、どうも実際はちがうらしいので面白くなくてちょっぴり腹が立ちます。

あ、ところで、私はすもうには興味ありません。すもう中継はどっちかというと嫌いです。

ついでに、私は春も大嫌いです。春はかなり頭のあちこち調子が悪くなるので、用心が必要なのです。

おすもうさんと菜の花のからし和えが結びついているというのは初めて知りました。たしかに、おすもうさんの集団が新幹線に乗ってるところを見なければ、春になると大阪上空で発生していたとしてもおかしくないわけですね、ニキさんにとって。

そうです。

私に家族がいるように、おすもうさんにも家族がいるから、どこかにおうちがあるはずで、きっと東京が便利なんでしょう。蔵前国技館もあるし。だから東京のおすもうさんはハウス栽培じゃないです。季節を問わずおすもうさんはいるんだし、その人たちが春になると大阪に行くんですよ。

なるほど。なんとなくおもしろくない。

それに、ニキさんがすもう中継を嫌いなのは当然だと思いますよ。だって青白くてかさかさした人類が好きですよね、ニキさん？　そういう人が安心できるんですよね？　顔の照りがある人のことはわりと怖がりますよね？　すもう中継は、顔の照りがある人がいっぱい出てきますからね。

私が「怖い」と感じるのは、顔に照りがある人とか、キンキン声の人みたいです。

私は背の高い人を見上げると首が疲れるので、性別関わらず、背の高い人が「怖い」です。それで、自分は「絶対、背なんか伸びないでぇ」と思っていました。だって、背が高くなると、イヤでも見渡せるものが増えるので。

すごく生理的なところで人の好き嫌いが決まったりしますよね。

肌の白い黒人はエライ？

そういうところも自閉の特徴の一つですよね。よくマスコミの人とかで自閉スペクトラムに興味がある人とかに、訊かれることがあるんです。自閉の人といわゆる「ふつうの人」ってどう違うんですか？　って。とくにアスペルガーや高機能自閉症の人だと、明らかにみんなと違うところがないから、どう違うかみんな混乱するみたいです。

私も訊かれることあります。でもなぜ私に訊くんだろう？

その通りですよね。誰だって、「あなたはどこがふつうではないのですか？」なんて訊かれて答えられるわけがないですよね。アスペって言葉しゃべれるんでしょ、じゃあふつうじゃない、みたいに思って「誰でも多かれ少なかれ自閉的な要素はありますよね」みたいなことを言われることがありますよね。

自閉じゃない人にも自閉的要素はありますが、やはり私たちはそれとは違うと思います。一人の人の中にたくさん集中したり、濃縮されたりすると自閉になるんだという気がします。ある線を越えて濃縮されると、量的変化が質的変化に転ずるところがあるような気がしています。

そうですよね。ニキさんや藤家さんは明らかに言語能力があるし、知的にも優れているけれども、「自閉」という異文化の中に暮らしている人だと私は日々実感しています。

私、ある人にショックなことを言われたことがあります。「アスペは言葉があるから、重度の自閉より優位だって、世の重度自閉児を持っているお母さんたちは思ってる」と。そういうふうに感じてしまうんだなって、最近はわかって、でも、そこから一歩ひいて考えても、ショックでした。

私にとってニキさんや藤家さんは、自閉という異文化の重要なメッセンジャーです。もちろん障害の程度は様々だと思いますし、人間はどうしても無意識のうちに序列をつけて自分の立場を確かめるところがあります。でも、藤家さんが講演に行った先で感覚障害の問題とか、世界がどう見えているかとか、あとでこの本でも採り上げる「アプリオリな不安感・罪悪感」の問題を語るとお母様たちが涙を流して聞いてくださるでしょう？　それはやはり、藤家さんが「自閉の内側を語っている」からなのではないでしょうか。

アスペの人は異文化の語り部だと、私は思っています。言葉のない自閉の人の内面も語ってくれる語り部だと。もちろん、アスペの人の場合「明らかに障害とわからない」がゆえのつらさにさらされることはより多いだろうし。ニキさんなんかは、言葉の遅れや知的障害を伴うお子さんをお持ちのお母様たちと交流もあると思うのですが、そのあたりどうなんでしょう？

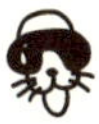
私と細々とではあれ、交流が長続きしている人は、「頭がいい勉強家」のお母さんが多いと思うんです。この場合の「頭がいい」っていうのを自閉らしくきっちり定義すると、「わが子を一歩退いたところから見られるお父さん、お母さん」ですね。この子はこうなってもらわね

ば、とか、これをしなくては、とかをいったん置いて、この子にとってはどうなるのが大事なんだろう、と発想を切り替える作業が既にすんだお父さんお母さんですね。それで「勉強家」っていうのは、好奇心旺盛な親御さんですね。子どもを「ほおーーーーー！」と知的好奇心で観察できるというか、それだけの余裕があるひと。「子どもで遊べる」っていうんでしょうか。

その「頭がいい」と「勉強家」の定義は的確ですね。いつも私、自分の会社の本の読者に敬意を抱いています。自分や子どもの将来を真剣に考えているからこそ、うちの本を読んでくださるんだ、って。

でも、過去に自分のウェブサイトにメールアドレスを貼っていたとき「うちの子は言葉がない。言葉があるあなたがうらやましい」っていう類のメールはきました。たぶん、まだそれだけの余裕がない方たちだったのだと思います。もちろん、一人ひとりのキャパもあるでしょうし、私なんか不安が強いから、自分が親の立場だったらなかなか割り切れなかったかもしれないと思いました。それでそういう風に感じる人には、なるべくこちらからは近づかなくなった、といったところでしょうか。そんなリアクションに出会ったときには「この人だって人間なんだ。テレビを見ることもあれば新聞を読むこともある。つねに言葉がある自閉の人のサイトをチェッ

クしてはうらやましがっているわけではない。だから私のサイトを見て苦しみが与えられたのではなく、私のサイトが苦しみを思い出させただけだ」と自分に言い聞かせていました。

私は講演先でお母さん方が何に対して泣いていらっしゃるのかわからなくて、「悪いことを言ったのかな」って思ってしまって、浅見さんになぜ泣いていらっしゃるのか訊きました。今は私なりに理解できています。

そうやって手順を踏んだ理論づけで自分を納得させるのが、また自閉スペクトラムの特徴ですね。それはともかく、ニキさんや藤家さんの書いたものを読めば、同じように自閉という異文化の中に生きている言葉のない方たちの内面の理解にも役立つと思うのですが。

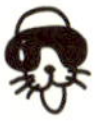

そう言ってくださる方もたくさんいます。ただそれは、前向きで元気なときじゃないと難しいのかもしれません。一回、「元気になったときに、まだ興味がおありでしたら、改めてお越しください」と書いたこともあったように記憶しています。

ニキさんが訳してくださった「『わかっているのにできない』脳」や「脳画像でみる

『うつ』と『不安』の仕組み」を書いたエイメン先生は「その人なりのベスト・コンディションを目指す」という考え方ですが、お子さん一人一人のベスト・コンディションを目指すという考え方でいいんじゃないかと思うんです。もちろん定型発達の子ども（や大人）だって。でも療育に携わる方に話を聞くと、なかなか親御さんたちの障害受容が難しいみたいですね。高機能だと安心したり、ダウン症より自閉の方が上で、自閉の中でも言葉や知的面での遅れがあるかないかで序列を心の中で決めていたり……。ニキさんなんかは、「高機能の方が上」という考え方をどう思いますか？

おもしろくないです。

……ぞくっ。（悪寒）

おもしろくない、とは？

なんか、色の白い、白人に近い黒人の方が上、って言われたような不愉快な気持ちになります。定型発達に近ければ近いほど上、って思われているのがいや、っていう感じでしょうか。

なるほど。それはかなりいやですね。定型発達の人間が言葉をあやつるから、同じ自閉の人たちの中でも自分と似たタイプを上に見てる、って感じるわけですね。

そうです。それに私自身、たしかに言葉は遅れませんでしたけど、それは音声言語をいたずらに駆使していただけで、「言葉のつんのめり」でした。意思を通じさせる道具になっていたかどうかは怪しいものです。言葉の使い方がわかっていなかったんですね。だからオレンジジュースが飲みたいときでも、そこで「オレンジジュース」と発語すれば出てくるとはわからずに、どこかで聞いた「ミックスジュースにするわ」っていう言葉を言ったりしていました。そうすると当然、オレンジジュースはもらえません。それなら写真を指さした方がよっぽど用は足せるんです。別に言葉があればエラい、っていうわけじゃないですよ。用が足せることの方が大事じゃないでしょうか。

私もまったく同感です。

ニキさんの周りの大人は言葉の流ちょうさに注目して、ニキさんが違った用法で使っているとは気づかなかったんですね。

そうです。それと、言いたくないことを言ってしまっていたことも多かったです。とはいえたしかにいたずらにしゃべっていたから、いったん用法をつかみ出すと機能としての音声言語は発達していたんですが、言葉があるだけに障害に気づいてもらいにくかった。でも一方で感覚障害の方はしっかり背負っていたので、今むしろ子どものときに言葉の遅れがあった仲間に教えてもらうことが多いんです。

たとえばどういうことですか？

手をぱたぱたさせると気持ちいい、とかですね。私の感覚は、それがわかるほども育っていなかったんですよ。でもたしかに手をぱたぱたすると落ち着きます。

以前講演に行ったとき、一番前でずっと手をぱたぱたしていた方がいらっしゃいました。

それはきっと、一生懸命聞いていたんですね。ぱたぱたしていた方が聞けるんですよ。

そういうものなんですか。そう言えばニキさん、自閉の自分がサバイバルしていくことをよく「エキゾチック・ペットを飼う」ってたとえますよね。犬とか猫とか飼育法の知れ渡っているペットじゃなくて、あんまり見かけないペットを飼うことに。診断後六年たったニキさんが学んだエキゾチック・ペットの飼い方については、この本の最後の部でぜひ触れたいと思います。

俺ルール

こういう会話を交わしていくと私は改めて「自閉の特徴ってなんだろう」って考えます。生身の自閉の方たちに接している私には、社会性の障害、コミュニケーションの障害、想像力の障害、っていうのが今ひとつぴんとこないんです、正直言って。もちろん職業柄、書き言葉でメッセージを伝える仕事をしているので、集まってくる自閉の方にも多少のバイアスがかかっているのだとは思うのですが……。それで自閉の特徴を考えたとき、一つはやはり「コタツの中の脚はない」、すなわち「見えないものは、ない」っていう認知の仕方じゃないかと思います。

もう一つはもちろん、くり返して言ってきた身体の問題で、「定型発達の人がオートマティックでやっているところをマニュアルでこなさなきゃいけないことが多い」ということだと思うのですが。

あと「俺ルール」ですね。これは大きいです。

そうですね。それについてもこの本で触れましょう。

自分用マニュアルも!!

よく「どういうケアを望みますか?」っていう質問をされるのですが……。

それも答えにくいですよね。ニキさんくらい「自閉」と「定型発達」の違いを相対的にとらえている人じゃないと、答えるのはまず不可能な質問だと思います。自閉の内面を知っていて、しかも定型発達の人間の仕組みを相対的に理解している人じゃないと、答えられないでしょう。

「きちんと説明してほしい」そして「誤解を与えるような説明をしないでほしい」と言

いたいです。

それにはまず、定型発達の人が「自閉の人がどう理解しているか」を理解しなくてはならないんです。じゃないと、どこをどう誤解するのかわからない。でもこれまではお互いに「自分が標準」だと思っていて、じゅうぶん語り尽くしてこなかったんですよね。

いじめられっ子としての役割意識

「どうしてアスペの人はいじめられるの？」と訊かれてとまどったこともあります。

いじめる方に訊いてほしいですよね。

そうです。私に訊かれてもわからない。いじめられる方だったのだから。

お二人ともいじめられ体験してますよね。というか、とても多いですよね、自閉スペクトラムの人でいじめられ体験がある人は。でも「そういう役だと思って納得していた」とお二人そろって言っているのが興味深いんですが。なんか私たちから見ると「割り切ってるんだなあ」とか、そういう風に思えてしまうんですが。

割り切っているというより、やはり全部決まっていることなんだと思っていたんです。それで、「自分はいじめられる役なんだ」と納得していました。

私も、すべては巨人が決めていると思っていたから。たまにクラス替えの直後とかにいじめられない時期があると上向いて「巨人、さぼってるよ、いじめられてないよ、私」と巨人に突っ込んでました。

「地球生まれの異星人」の著者泉流星さんもアスペルガーですが、やはりいじめられ体験があって、身体が反応したということを書いています。胃が悪くなったり。お二人にとっていじめられ体験は「いや」ではなかったのですか。

いやでした。でも、「そういう役割だ」と思っていたんです。

いじめられない役になりたい、とか、そういう風には思わなかったのですか？

そういう風に思ったとしたら、「いじめられているけれどもいじめられなくなりたいと思っている役」ととらえるんです。そういう風に決まっているんだな、と。「いじめられなくなりたいと思っている」とかは、括弧書きで書かれている部分ですね。変化が嫌いなアスペだから、むしろいじめられない時期があると「なんかおかしい」と落ち着かなかったですね。

すべての自閉スペクトラムの人にとってそうなのかどうかはわからないですが、少なくともお二人にとっては「シナリオがある」というのは動かぬ事実だったわけですね。

私の場合は、シナリオというより献立表でしょうか。給食の献立表。一ヶ月分献立表が渡されて、その通りの料理が出てきますよね。ああいうものだと思っていました。

親はシナリオを読む人

そのせいでしょうか、これがすべての自閉スペクトラムの人に通用することではないのかもしれないけれども、お二人ともあまり世間を恨んでいませんよね。

ああ、「世間」……。本も読んでいろいろ調べたんですけど、実をいうと世間って結局誰と誰のことを指すのかわかんなくて。意味は知ってるんですけど、実体がないものだから。「セケン」て聞くと、相変わらずセッケンの画像が見えちゃうんです。

なるほど。わからないものは恨みようがないですよね。

さっきも言ったようにもっと誤解しないように教えてほしかったことはいっぱいありますけど。

メンタル・ヘルスを語るとき、親とのかかわりに原因を求める傾向は相変わらず根強いです。アダルト・チルドレンとか、機能不全家庭とか。逆に未診断の発達障害の子を抱えると、親としては自分や自分の作った家庭に不適応の原因があるような気がして、不要な罪悪感を持ったりすると思います。

うちの母もそういう時期があったようです。

でもお二人は、親御さんの言うことに素直でしたよね。むしろ素直すぎるくらい。

素直っていうより、そこが言葉の理解の弱いところなんです。相手の「願望」と「事実」の区別がカンではわからない。「〜してほしいな」っていう言い方だと「願望だな」ってわかりますが、「〜がいいね」になると、「あ、これが善なのか」と思ってしまって。

たとえばニキさんだったら、理系の職業についてほしいというご希望が親御さんの方にはあったわけですよね。ニキさん自身は文系の方が得意だったにもかかわらず。でもニキさんは頑張って理系の大学に行ってしまった。入れるのがすごいと思いますが。

でもよく考えたら、両親が私に理系に行ってほしがっていたのは小学校五、六年くらいまでのようなんです。中学くらいから、どうもこの子は理系はダメだ、語学とかの方がいいらしいと気がついたようで、外国語とかを活かせる仕事はどう？　というようなことを言うようになったのですが、私はそのまま方向転換できなかったんです。

「自閉は急に止まれない」ですね。

そこへ、高校で数学と物理で立て続けに赤点を取り、このままでは進級が危ないということで、先生方が心配して、留年を防ごうと「理科系がんばろうね」と言ってくれたものだからよけいに「ほら、昔教わった通りじゃないの」と思ったような気がします。そんなわけで、うちの高校は三年次で理系クラスと文系クラスに分かれるので、高二の終わりごろに希望を出すんですが、そのときは、何と心配する両親の反対を押し切って理科系クラスに希望を出したのでした。

切り替えが効かないんですね。しかも、情報の拾い方がかなり限定的ですよね。もしかしたらそれで、話が通じてないことがあるのかもしれませんよね。ところで藤家さんは、九州の旧家のお嬢さんで、お婿さんとって家を継ぐお嬢さんとして、厳しいしきたりの中で育ったんですよね。

そうです。そう言われて育ちましたので、がんじがらめに縛られた気分でした。まわりの人たちもそういう目で見るし、それが当然だと思っていました。

それを私たちは「素直だ」と感じてしまうんですよ。

どうして？

だって、親がどう言おうと、まわりの大人がどう言おうと、ある一定の年齢になると反抗心というか、「自分」っていうものが出てくるから。それで、親が偉そうに言っていてもよく見れば親だってたいした人間じゃないとか、本気で言ってるわけじゃないとか、親も視野が狭いとか親自身のリベンジさせようとしているだけだとか、限界も見えてくるし。親の期待を裏切って自分の道を選ぶ子は多いんですよ。結果はいいときも悪いときもあるけれども。周囲の期待とはしばしば相克する意思を持つようになるんです。

だから、周囲に言われたことが「希望」だとは思っていませんでした。「決められたこと」だと思っていたんです。

そうそう。真に受けてました。ずっしりと。

小さくて漢字が読めない頃、親が駅の標識を見て「次はどこどこ駅だよ」って教えてくれるとしますよね。それは決まっていることで、親はそれをただ読んでくれてるだけですよね。給食の献立を見て、「ああ来週の火曜日はこういうのが出てくるんだ」って教えてくれるみたいに。「理系に行きなさい」っていうのは、そういう「決まったことを読んでくれてるんだ」っていう風にとらえてました。だから反抗するなんて思いもつかなかったです。「そうか、そう決まってるんだ」って。私も母も、草花が好きなので、草花の名前は母に習いました。それとおんなじで、教えてもらってるんだと思ってました。

あ、そういうことなんですか。だから藤家さんも、親御さんの言うことや近所の人の言うことが「動かしようのない真実」だととらわれてしまっていたんですね。

そうです。都会の人に接するようになって初めて「旧家？　ふ～ん」という反応が返ってきたのですが、それまで住んでいた地域では周囲にそんなこと言う人はいませんでしたし、とにかく家を継がなければならないんだ、と思いこんでいました。

言葉をずしりと受け止めるのですね。

そうです。押しつけられた価値観、とは感じません。だから反抗心も起きません。未来のシナリオを告げられているのだと思っていました。でも、振り返って思い出し直すと、そんなややこしいシナリオを送ってくる巨人に、舌打ちしてましたよ（笑）。親ではなくて、巨人に反抗心を持っていたようです。

親の希望だって、いろいろな段階があるっていうことが今になるとわかります。「あわよくばこうなってくれたら」位の気持ちで言っているだけかもしれない。でもその見分けが私にはつきません。当時は、情報端末だったはずの親に、まさか願望があるなんて、ってレベルだったから、これでもだいぶ進歩したんですが

私の場合は、「家を継ぐか、代々続いてきた家をつぶすか」という選択肢を差し出されて「つぶすわけにはいかない」とずしりと受け止めていました。つぶれてもいいんだ、とか、他になんとか家を存続させる方法があるかもしれない、とは思いつきませんでした。でもそういえば、なんで思いつかなかったんだろう？

ある意味で、自閉スペクトラムの人に言葉を告げるのは責任重大ですね。定型発達の子どもを育てるとき以上に、言葉に気をつけなければいけないんでしょうか。

改めて考えてみると、私なんかは、人生にはシナリオがあるとは思っていないようですね。

本当ですか？（疑いのまなざし）

本当です。どうしても未来が決まっているとは思えないですね。決まってないからおもしろいんじゃないかと思います。だから親や教師が何か言っても「これはあくまでこの人の考え方なんだ。自分の未来は自分で決める」という気持ちでやってきたように思います。

じゃあ浅見さんは、私たちが「シナリオがあると思っている」と言ったらどう反応しますか。

「ああそう思っているのか。おもしろいなあ」って思います。

定型発達の人、人の言葉聞き流したりしますよね。だから平気で安易に言葉を口にする。それが私たちにとっては誤解のもとになります。

そうなんですね。もし、「人生にはシナリオなんかないんだよ」って言われたらどういう風に感じますか？

そんなこと言われたら怖くなります、私の場合。「シナリオ通り」というふうに考える、ということ自体が無意識に行われているので、「ないよ、そんなの」とか言われたりすると、自分の無意識の処理の仕方を再認識するはめになるので、「……おろおろおろ」となります。

★件名：親とのかかわりを原因と考えた時期

［後日メール］浅見さんへ　ニキより

このことは対談の当日にそこまでつっ込まなかったから出てこなかっただけで、私も、一応いろいろ逆らったこともあったし、親のせいにして親を責めたこともあります。気の毒なことをしました。

ただ、それは、本を読んで「若者は青年期になると親に逆らって独立を目ざすものである」と書いてあるから大まじめにそのとおりにやってみたとか、「子どもにこういう問題が出るのは親の関わりにこういう問題があるから」と書いてあったから「そうか」と思って、丸暗記して口まねしたとか、かなり不器用なものでした。

つまり、親の言うことを「へえ、そうか」と思うのと、本に書いてあることを「へえ、そうか」と思うのと全く同じ。対象が変わっただけで。

もっとも、せっかく丸暗記して口まねしてみても、よく考えてみたら、内容的に、あてはまらないことが多いんですよ。そりゃそうです、だって親のかかわり方が原因じゃなかったんだから。

そんなわけで、「あーあ、ここでも標準に追いつけなかった」と思って、変な挫折感（？）を持ちました。反抗も満足にできないのか、と思ったり。

あと、小説だか漫画だかで、主人公がお母さんに「くそババア！」と言っている場面があったので、さっそく言ってみたのですが、相手が父だったので、大笑いされてしまいました。女性に対して使う罵倒語だということまで、気がつかなかったのです。「ババア」ということばが女性をさすことは知っていたのですが、「くそババア」が「ババア」の派生語だということに気がつかなかったようです。高校生くらいのころだったと思います。

選択肢以外の選択を思いつけない

そういえば、藤家さんがさるメディア関係者と会ったときのことを思い出しますね。花風社の側の路上か喫茶店か、どちらが待ち合わせ場所として望ましいか訊かれたときのこと。

ああ。

その方は「喫茶店と花風社事務所近くの路上とどっちがいいですか？」という選択肢を

示してきたんですよね。

そうです。でも喫茶店はいやでした。コーヒーとか煙の匂いが苦手だし、ざわざわして聴覚にも刺激がありすぎるし、第一、それまで行ったことのない「未知の場所」なのでそれだけで怖いです。だから花風社近くの路上の方がまだましかな、って思って路上を選びました。しょっちゅう通っている道だったので。

でも、交通量の相当多い場所ですよね。あそこでじっと立っているのはつらいんじゃないですか？

そうです。音と排気ガスのにおいで、倒れそうでした。「倒れない、倒れない」って自分に言い聞かせていたので、根性で倒れなかったのですが、その夜三十八度台の熱を出しました。

それで私は、相手の方にやんわり抗議したんです。感覚過敏があるのはわかっているんだから、待ち合わせ場所に配慮してくれ、と。そうしたら「いやなら自分の好きな場所を言えばいいのに」と言われました。自閉スペクトラムに興味を持ってくださっているジャーナリストの方で、勉強もして取材もしているはずなのに、やっぱりわかってもらうのって大変なんだなあ、と思いました。

私は、選択肢を二つ示されたらそこから選ばなければいけないんだ、としか思いつきません。第三の選択肢、自分でも待ち合わせできそうな場所を相手に提案するなんて、まったく思いつきません。

そうですよね。しかもこういう種類の負担は、ちょっとした配慮で避けられるんですよね。そのためにも自閉スペクトラムの方が抱える身体的な困難さ、思考のパターンについてもっと知らせていかなくてはならないと思いますよ。「コミュニケーションの障害」っていうだけでは、本当に何に困っているのか私たちに伝わりにくいんです。

親は「出待ち」

ところで「世界はシナリオが決まっている舞台」ととらえているお二人にとって、親ってどういう存在でしたか？　子どもが自閉で親が定型発達の場合、愛着形成がしにくいことに親御さんが心を痛めたりします。「レイルマン」という本を読んだんですけど、自閉のお子さんのお母様である著者の方が「まずは便利な人になる。それから大事な人になる」みたいなことを書いていて、できた方だなあと思ったんですが、そういう心の広さは誰でもが持っているわけではないでしょうし、一般的に言ってやはり自閉スペクトラムのお子さんを育てる親御さんたちはさみしい思いをすることが多いと思うんです。「親が親だとわかっていないんじゃないか」と訴える親御さんの声もあります。

まず訊きたいのは、小さい頃ご両親の姿がどのように見えていたか、なんですが。

親のことは好きでした。でも特別な存在だとは気づいていませんでした。

私は、親は「私の親という役をやっている人」だと思っていました。

最初に藤家さんがご自分のこれまでについて書いた原稿を持ち込んでくださったとき、とまどいました。「どういう家庭環境なんだろう?」って。「一緒に暮らしていない」みたいなことが書いてあったから、ご両親が仕事で忙しくてよそに預けられて育った人なのかなあ、とか思っていました。

私は本の中から情報を得ることが多いです。小さい頃の偏食も、図鑑で見たのと近所の農家から買った野菜のかたちが違うので、「気持ち悪い」と言ってしまうってことがありました。田舎で農家の方から直接買う野菜は、かたちがいびつだったりするので。もっとも、そういう野菜のほうが栄養価が高かったと知って、最近では、「もったいないことしちゃったぁ……」と思っているんですが。

なるほど。それで？

だから、「家庭」というのも教科書に載っているような、ちゃぶ台囲んでご飯食べている姿みたいなものだと決めていました。

なるほど。でも現実的には藤家さんは朝なかなか起きられなかったし、ご両親はお二人ともお仕事に忙しくて、起きてももう出かけていることが多かったんですよね。

そうです。部屋も両親は二階で私は一階だったし。一緒に暮らしているとは思っていませんでした。朝起きると、食事が作り置きしてありますのでそれを食べます。

それは誰が作ってくれたんですか？

母です。でも改めて訊かれるまで、そのように意識はしませんでした。あるから食べる、っていう感じで。よく考えたら、母も仕事に出かける前の忙しい時間にまだ寝ている娘のために作り置きしていってくれたんですよね。

定型発達の人たちは、その辺に気づくのもオートマティックなんだと思います。まあ、個体差はあるでしょうが。血のつながった親ならば、気づかれなくても世話はしますが、家の外でだとそれが「やってもらって当然だと思っている」「お高くとまっている」って見られてしまったかも、って思います。本人は気づきにくいだけなのに、藤家さんくらい見た目が普通だとそれもわからないし。そういうことが、いじめにつながっていたかもしれません。

そうなんでしょうか？

そうかもしれません。でも、陰で誰かが自分のために尽力してくれていることを説明されるとわかるでしょう？　適切な説明をされれば。それに、きちんと感謝もできる。

ずいぶんわかるようになってきました。そうすると親のありがたさがわかったり、申し訳なくなってきたりして、今になって母に謝ってばかりいます。東京にいても、ああ、あのとき悪かったなあ、とか思い出すと電話して謝ります。「お母さんの作ってくれたナスのはさみ揚げが気持ち悪いって言っちゃったけど、こういう理由だったたの」とか。

お母さん、覚えてますか？　ナスのはさみ揚げのこと？

覚えてないでしょう。定型発達だったら。

「あ、ああそう言えば」って思い出しますね。それで説明して謝ると母は泣きます。「ろこちゃんにばかり謝らせてるね」って。子育ては大変なのに、私のような子を育てるのはもっと大変だったと思います。自分が育ててもらった感謝の気持ちを表すためにも、他のお母さんたちのために自閉の内側を語っていく仕事を続けていきたいです。

感謝の気持ちが芽生えてきたら、それをきちんと表現していることが、周囲を救うと思います。そして藤家さんをも救っていると思います。

ところでお母様が「ろこちゃんにばかり謝らせてるね」っておっしゃるということは、親御さんの方にも藤家さんに謝りたいような気持ちなのでしょうか？　「面倒くさいなあ、この子」っていう、ちょっとうっとうしいなあ、なんていう気持ちがあったんでしょうか？　ご自分ではわかりませんか？

さあ……？　うっとうしいと思われていたかどうかはわかりません。私自身、「うっとうしい」も「うとまれる」もどういうことか実感できないので。ただ、私は聴覚から情報が得にくいようなので、よく聞き違いをしてとんちんかんな反応をしていたらしいです。例えば、「今夜、スパゲティでいい？」が、私には「こんにゃくスッパでいいひぃ？」とか。だから話が通じなくて相手にするのが面倒くさくなる、っていうのはあったみたいです。だけど、こっちからしたら、何、それ……と。

なるほど……。その結果もしかしたら、よその親子より接触は少なかったかもしれないですね。

よその親子はどんなものか知らないのでわかりませんが、そうかもしれません。

それで一階と二階に分かれて暮らしていたから、「一緒に暮らしていない」と思っていた。一階で自分の部屋にいたとき、ご両親が二階にいるとは意識しなかったのですか？

私としては、劇の中を生きているわけですから、両親が見えないときは「あ、両親役の人『出待ち』なんだ」と思っていました。

なるほど。そのとき自分が自分の部屋にいるのなら、その部屋が「場面」なのですね。それで、そこに出てこないから「出待ち」だと思っていたんですね。

そうです。

変な話ですが、万が一自分が亡くなったら、世界はどうなると思います？　周りの人は、生き続けると思いますか？

……そうですね。「完」っていう字が出て、終わり、になるように思えます。

ニキさんが「終業時間になると『社長』はぱっと消える」ような気がする、っていうのと一脈通じるものがありますね。

親とのつながりが見えてきた

そういう世界観だと、やっぱり身内は悲しいかもしれないですね。

そうなんですか？

そうです。でも「悪意」が介在しているわけじゃないんですよね。

「悪意」ってなんですか？

いわゆる「愛情」がわからないのと同時に、自閉スペクトラムの人は「悪意」も持っていないんじゃないでしょうか？　すべての人に言えるかどうかはわからないけれども、少なくとも私が接してきた自閉スペクトラムの方は「悪意」とは無縁な気がするんですよ。「納得」できないことが多いから、その「不安」が「周囲への攻撃」に転じてしまうことはあるかもしれないけれども、そしてそれが結果的に「悪意」に見えてしまうことはあるけれども、でも「悪意」はないですよね。

うーん……。よくわかりません。私、今、小説を書くために白井由佳さんのお書きになった「ビクビクするのはやめようよ！」を読

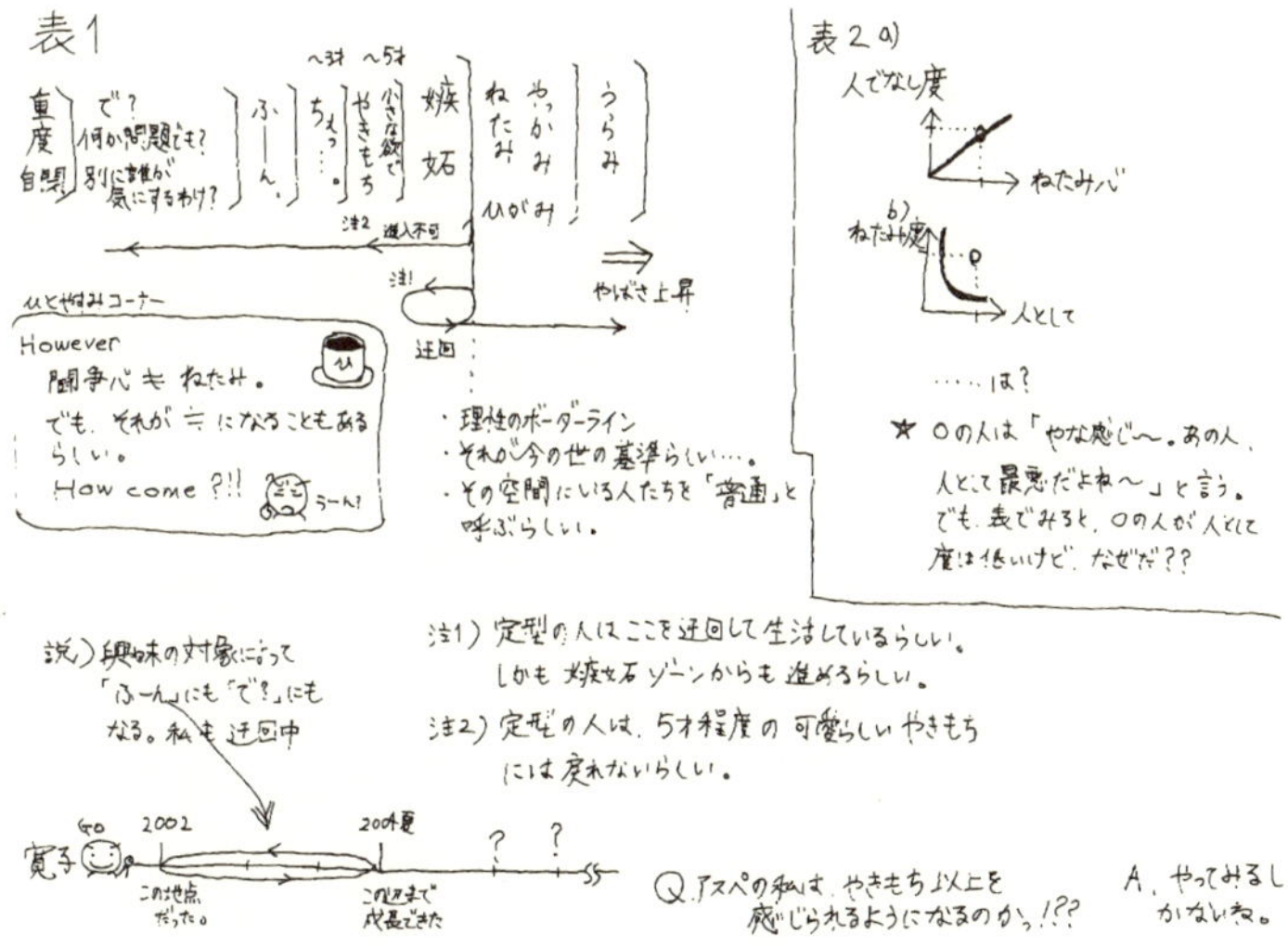

んでいて、（前のページ、表1）「嫉妬」とか「人の目を気にする」っていう感情を勉強中なんです。母や妹や、とにかく知っている人にインタビューして、表にまとめたりしてるんです。「嫉妬」っていっても、いろんな段階があるんだ、とか。私は身体機能が大忙しなので、嫉妬を実感するような暇がないんですが。

でも、この頃私この「ちぇ」っていうところまで実感できるようになったみたいなんです。この年になって。「ちぇ、いいなあ」って。「いいなあ」って感じるには、相手の人に関心を持たないといけないでしょう？ だから人に関心がないと、感じないですよね。だから私にとっては大進歩なんです！ 「いいなあ」って思っているのはニキさんなんですが。

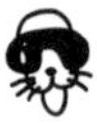

え？

ニキさんのどこが「いいなあ」なのか教えてもらえますか？

ワニのぬいぐるみ持ってらっしゃるところです！ あのワニ、それとは思えないかわいらしさなので、「いいなあ」なんです。

最新の愛人なんですよ。

よく愛人のワニ君と一緒に東京に来てますが、今度も一緒ですか？

夫が一緒のときはいらないんですけど。

あ、そうか、夫の代用品なんだ。本当に愛人なんですね！　だんな様が一緒でないときは、どうして必要なんですか？　ワニ君のどういうところが好きなんですか？

精神の安定に役立ってくれるところです。ワニ君、何があってもたじろがないタイプなんで。いつ見ても冷静な顔しているんですよ。（ユンボは黄色だと思い込んでいるのに）緑のユンボを見て、世界が崩壊するような気になっても、ワニ君を見ると落ち着いた顔してるんで真似すると落ち着けます。自閉の特徴にオウム返しがあるじゃないですか。その一種だと思うんですが、いつも冷静なワニ君の真似をすることでパニックが防げるんですよ。

私も同じ感覚でパニックを防げるように、いつも、みーこ（注：ウサギのぬいぐるみ）

を部屋にお留守番させています。よほど緊張するときは持っていきますけどね、外にも。

なるほど……。自閉の特徴をうまく利用することで、精神の安定に役立てているわけですね。まあ藤家さんには、今度タイ行ったら、ゾウのぬいぐるみ買ってきてあげますから、それで我慢してください。

ありがとうございます！　楽しみです！

私が好きなのは、鼻を「ぱお〜」って上げてるゾウなんですが。

ああ、それいいですよね。こっちは鼻がないから、真似しようとすると胸を張る感じになって、姿勢がよくなりますよね。

……ワニ君はともかくとして、「嫉妬」や「人の目を気にする」から逃れられたら、ずいぶん楽だろうな、なんて、定型発達の人は思うでしょうね……。まあ、わからなくていいです。とにかく、定型発達の人はそういうことを気にするんですよ。とくに親というのは傷つきやすい心を持っていたりします。子どもがかわいいだけに、同じように愛情を返してもらいたいと思っているんですよ。

そうみたいですね。悪いことしたな、って今になって思ってます。親が大変な思いをして自分を育ててくれたのがわかってきたので。

それがわかったのは何がきっかけですか？

やはり、自分の友人が（いろんな年代の人がいるのですけど）親になりはじめたことです。赤ちゃんって手がかかりますよね。私のように見えない障害を持っていた子どもは、よけい手がかかったと思います。友人たちの子育てを見ていると「ああ、こんな思いをして育ててくれたんだな」とわかります。私は三つ下の妹の世話をするとき、母の育児書を見て、お母さん代わりをしていました。要するに、その当時は「手がかかるなぁ、子ども（＝妹）って」とブーたれていて、今は、おかしな言い方ですが、一人育て上げた気分がしているので、育児を振り返って見つめているところがあるのかなぁ、と。

やっぱり「見るとわかる」「体験するとわかる」んですね。でも自閉スペクトラムの人は素直に人の言葉を聞きすぎるくらいなわけだから、言って聞かせれば、逆に定型発達の人より「大切なこと」を吸収しやすいような気もするんですが。でも戦後教育には一種のアレルギーがあって、国家とか親とか、実は自分を守ってくれている（かもしれない）存在に敬意を持つことをはっきりと教えないですからね。自分が親になる年になって初めて、親のありがたさがわかったりするんですよね。

自分で気づかなくても、家族は保護要因になっていることがありますよね。

私はそれに気がつき始めました。そして「アスペルガー」という診断を通して、親のほうも私がどうしてこういう子だったのか、私の行動の背後にあるものを理解してくれるようになりました。その結果我が家は、とてもいい家族になりつつあるように思います。

私が「他の誰かになりたかった」を出版したいと思ったのは、原稿を読んで「家族再生の物語になるなあ、これを本にすれば」と思ったからなんですよ。藤家さんは自閉スペクトラムだったのにそうとは知らないで育った。当然、生きにくかった。心と身体が直結している人だから、生きにくさがそのまま肉体面に表れて、大病に続く大病をした。少しでも世の中に適応できるよう、別の人格を生み出しもした。その間、周囲の人もきっと自分を責めていたと思います。でもアスペルガーの診断をきっかけに、家族が再生していく兆しが見えている。すばらしい原稿だと思いました。

ありがとうございます。えへへ。最近、「今さらごめんね・2004夏」というエッセイの連作に、父親について書きました。

お父様について？

はい。最近「父親」っていうものが少しわかり始めたので、まとめてみました。こういうのです。

★私に「お父さん」ができ始めた事実。

最近になって、父親という概念を知った私は、少しずつ彼との関わりを自分から持つようになりました。

正直に言ってしまうと、それまでの私にとって、彼の存在は「八時になると家を出て行く人で、たまに突然帰ってきては出て行き、〝ただいま〟と言いながら、夕方六時ごろ帰ってきて、私が宿題をしている間に寝ているので、私との共演が少ない配役」でしかありませんでした。

人とのつながりが理解できなかった私には、当然「父親」も配役のひとつで、しかも、自分との共演シーンも少ないがために、相当に興味のない人物だったわけです。

彼が自分とどのようにつながっているのか理解できていなかったので、家を出て行く行為が「仕事に行っている」とも、「家族が生活できるように汗水流して働いている」とも、もちろん「彼個人として仕事に打ち込んでいる」ということも、すべて理解できていなかったようです。

父にそのことを話すと、かなりショックを受けたようで、しばらく彼はふさぎこんでしまいました。

これまでの私だったら、「……？　いきなり、しょ気た」としか考えられず、しらっと部屋を出て行っただろうと思います。

でも、私は驚くべき行動に出たのです！

私はしばらく考えたあと、父に「それは、私があなたの娘で、娘の私が〝お父さんの存在の意味が分からない〟って言ったから、私とつながっている父親として、しょ気てるの……ですか？」とたずねました。

要するに、「私の父親だから悲しいの？」と聞いてみたわけです。

このあたりの気持ちはリサーチ中なので、私も失礼ながら、その場で父に質問返しをしてしまいました。

彼はふさぎこんでいる最中だというのに。

すると彼は、「……そう」と答えました。

びっくりしたことが、ここで二つ。

今までの彼ならば、憤慨して背中を向けて、私の質問に答えてくれることなどありませんでした。

でも、今では私が「わからないから聞いている」ということを徐々に覚えてくれているので、一言でも返事をくれる、ということ。

そして、もうひとつは、自分に対してのびっくりでした。

私は言ったのです。

「でも、今から〝父親〟のこと知っていくから、しょ気ないで……」と。

すると父は、肩を落としたままであっても、コクリとうなずいてくれました。

自閉傾向の強い娘と、その娘の父親である彼が、ちゃんと意思疎通できた瞬間でした。

数日後、私は父が働いている姿の写真を、自分から見てみました。

行政の人の査察に、たくさんの資料を抱えながら説明している父親のうしろ姿に、私はとても尊敬の念を抱きました。

夕方帰ってきては、「お腹が減った」だの「早くして」だの、母親に迷惑をかけまくる騒々しい人だった彼は、私の中で、「昼間、あんなに緊張の背中をして、それから帰ってきたんだぁ。じゃあ、私が肩をもう」という、気配りが必要な人のボックスにお引越ししてきたようです。

そこには、母親が過負担になるから、という思いもあります。

彼女は私の母親であると同時に、父の奥さんでもあるからです。

そして、こういうのが「自分とつながっている」と呼ぶのだな、と体感しながら、毎日を過ごしています。

お父様、これ読まれましたか？

読みました。

どうでした？

泣きました。「ちゃんと見て考えてくれてたんだな……」と。やはり、理解に時間がかかります。二年近く一緒に生活をしていて、その総論が、「父親」の認知につながったのかな、と。うすのろですが、徐々にわかり始めてきました。父がしくしく泣いたので、「何だこいつ、泣き始めた……」と、しれっとなりますが、そのあとに、「嬉しくて泣いているというやつだ……。そうか、嬉しいんだ……。なんか、嬉しがられて嬉しくなってきた……」と実感中です。

いい話ですね。だた、その「一緒に生活」っていうのは、退院したあと、っていうことですよね？

そうです。

入院している間も、家族は家族だったのですよ。物理的に一つ屋根の下にいなくても。藤家さんにそもそも命があるのはご両親が命を与えてくれたからだし、入院できてたのだって、ご両親のおかげなんですから。ご両親は一生懸命それぞれの仕事をこなして、藤家さんを支えてくれていたんです。今だってそうじゃないですか。

その通りですね。医療費もずいぶん使ってもらいました。それに、遠い道を送り迎えもしてくれましたし。今も、スタートしたばかりのお仕事がうまくいくためには他の人よりヘルプが必要なわけですが、色々な面でバックアップしてくれます。

身体機能の多くをマニュアル作業でこなしていると、生きているだけで大変だから、いろいろなことに気づきにくいのですね。親のほうも謙虚だと、「あんたのためにやってあげているのよ」なんてそう表立っては言わないだろうし。日本の文化の中に、「言わなくてもわかる」っていうのがしみついてますからね。

私はよく「どんな援助がほしいですか」って訊かれて「誤解しないように説明してほしい。誤解するような説明をしないでほしい」って言ってるんですが。

たぶん、定型発達の子どもも混ざった中でそういう説明をすると「説明しすぎ」だと感じる子も多いと思うんですよ。だから「みんなが前提として知っているに決まっていることは説明しない」ということが行われてきたんだと思うんです。「クラスメートには一人一人おうちがあってそこから通ってきています。教室の備え付けではないのですよ」とか。

私、外国人向けに日本文化の説明した本がすごく役に立ちました。日本の社会の仕組みを知るのに。

私もです。

異文化の人には「知っているに決まっている」という思いこみなしに説明しますから、日本に生まれて日本に育ったけれども異文化の出身である自閉連邦の方々にわかりやすいんでしょう。でも藤家さんは、お父さんの働いている姿の写真を見て「自分たちのために働いてくれている」と理解できたわけですよね。

そうです。

ということは、説明の仕方によっては、「わかる」んじゃないでしょうかね。人と人がどうつながっているか。図式化するとか、写真を駆使するとか。もちろん人と人のつながりって、実は複雑なんですが、とりあえず単純化した図式だけでも作ってみる、とか。

それには、「どこまでわかっていないか」をわかってもらわないといけないです。

私の場合は、自閉スペクトラムの診断が下ってから周囲が「わかってないかもしれない」っていうことをわかってくれたので、質問させてくれるようになりました。それでずいぶん助かりました。

「ヘンなことを訊くなあ」という顔をされることがなくなったのですね。

そうです。それだけでもずいぶん違います。

診断の成果のひとつですね。

「ずしりと受け止める」ことの危険

もちろんそう言っても、説明するのが「親だけ」だと危険もあるかもしれないですね。親の得意分野は親に説明してもらうとして、そうじゃないところはそれぞれ得意な人に説明してもらえたら一番いいんじゃないでしょうか。

そうかもしれません。聞き流せないから。何を言われても「ああそうなのか」と思ってしまいます。

ニキさん、出版元にくるファンレターのようなものを「いいものも悪いものも全部見せないでください」って言いますよね。定型発達の著者にくるファンレターでも、ひどいことが書いてあったりするのは編集部の判断で見せない、みたいな配慮はありますが、「全部見せないでください。真に受けてしまうので」って言われたときは「どうして？」って少し不思議でした。

一生に一枚しかファンレターみたいなものが来なければ混乱しないのですが、二枚以上きて、別々のところをほめてくださっていたりすると、正しいのはどちらだろう？　と考え込んでしまって混乱すると思うんです。相手の顔や名前、他のことについての意見や価値観などを知らないからなんですよね。面識がなくても、有機的な背景、文脈を知っている人からの評価だと、「ああ、そりゃーあの人ならここに反応するよね」って思えるんだけども。

世間って誰と誰？　ってわからないから恨めないのと同じで、具体的じゃないとダメなんですね。目で見えない物は、「ない」んです。

あと、翻訳をしてるだけなんだから、誤訳の指摘だったり、原書についての感想だったり、「次はこういう本がほしい」という要望とかならよくわかるんだけど、訳者なのにファンレターっぽいのが来ると「なぜ？」ってワケがわからなくなります。訳書にサインするのが気持ち悪いのも同じような理由ですね。カレンダーをめくったら、なぜか「32日」まで書いてあったりすると気持ち悪いでしょう？

これは、これから少しずつ克服できていくかもしれないという気はしています。まあ、克服した方がいいのかどうかはまた別の問題ですが。

おそらくニキさんが「訳者」という職業に抱いている概念が、かなり厳密なんでしょうね。「社長」も「訳者」も人間なんですけど。ところで、ファン・レターとは逆のパターンもありますよね。一時ニキさんについて、ネット上でほうぼうに書き込んでいた人がいますよね。「ニキ・リンコは実在しない。花風社のでっちあげで、花風社の社長がニキ・リンコを演じている」って。あのときどう思いました？

「そうか、私はいないのか」って思ってしまいました。それで、浅見さんから電話がかかってくるのが怖かったです。自分は浅見さんのはずなのにどうして自分から電話がかかるのだろう、って混乱して。浅見さんが出た大学のキャンパスの様子とか思い出そうとしたけれども思い出せなくて、どうしてだろう、って思ったり。

そんな根本的な部分で、そんなとんでもないでたらめを真に受けてしまうんだから、やっぱりすごくわかりやすく説明しないといけないんですね。親が子どもに「こうなってほしい」と思っていて、親の願望と子どもの適性が偶然合っていたら幸せですけど、時代はどんどん変わるし、親だって視野が広いとは限らない。

私も、周囲の期待をずしりと受け止めて、なんとかそれに応えようとしました。その結果私がとった手段は、別の人格を生み出す、ということだったようです。小学校四年生ごろから、つい二年まえまで、多重人格者として生きてきました。「なせばなる」とか「この家を継ぐのにふさわしい人間に」など、言われたことを全部真に受けていました。それ以外の将来は想像できなかったです。でも、いやだったんだと思います。そして素の自分では全部受けているのがきつすぎて、解離してしまったのだと思います。もう一人の私は、とてもしっかり者でした。彼女が活躍していたとき、私は彼女の頭の中で体育座りをしてじっとしていました。

生きていくために、ピンチヒッターが現われたっていう感じでしょうか。

そうです。けれどももう一度本当の自分になるために、もう一人の自分と頭の中で話し合いをしました。そうやって人格を統合しました。

解離性障害を克服し、再びご両親と本物の藤家さんが「一緒に暮らす」ようになったのですね。そのうち、周囲の友人たちに子どもができる年齢になり、その両方が引き金となって親のありがたさがわかってきた、ということですね。

そうです。時間がかかりました。

でも、藤家さんはそれを一つ一つ口に出しますよね。理解に時間がかかったけれども、周りの人が陰でやっていてくれたことに気づいて、そのことに「感謝の念」を持っていて、それをきちんと表明していますよね。親御さんに対してに限らず。それは傍で見ていても気持ちのいいものだし、その結果として藤家さんご自身が、世の中で受け入れられやすくなっているという気がします。

そうですか？

そうです。一部のとても心が優しい人とか、福祉関係者とかは違うのかもしれませんが、私を含めた平凡な定型発達の人間はわりあい心が狭いんですよ。自分が少しでも尽力したことになんらかの形で感謝を表明されたり、成果が目に見えたりしないと、いやになっちゃうんですよ。

それに、身体機能が大忙しだという基礎知識がないと、性格が悪いと解釈してしまうかもしれません。

親になっている人だって、聖人ばかりじゃなくて当然ですし。ありがたいと思ったことを口に出すのは、愛着形成を促進していると思います。

被虐待児の中に、相当数、発達障害のある子が含まれている可能性もありますね。親と子、お互いわけがわからなくて。

そうですね。発達障害は犯罪・触法行為と結び付けられやすかったりもするけれども、加害者より被害者のほうがずっと多いかもしれませんね。そのためにも、障害の特質を訴えていかないといけないですね。長崎の触法少年に関しても、少年の親側はアスペルガーと知らなかったんでしょう？　結果として、アスペの子にとってかなりきつい生活を強いていたように思えます。まあ報道された内容から判断しているんですが。

もちろん、人を殺すのは無条件にいけないことです。でも、育てる側が障害の特性を知っているか知らないかは大きいはずです。私が「その瞬間の少年の混乱がわかる」と「他の誰かになりたかった」に書いたせいか、あるジャーナリストの方に「アスペルガーの人は犯罪を起こしやすいと思いますか?」とずばり訊かれたことがあります。

なんて答えましたか?

私は四歳のときに亡くなってしまった祖父が今でも大好きなのですが、祖父は「自分がされていやなことは人にしてはいけない」と教えてくれました。その言葉がずっと心に残っていましたから、犯罪に走ることはありませんでした。

そうですよね。自閉の人は律儀なのだから、最初に道徳について説いておけば、むしろそれを守る能力は定型発達の子よりあるかもしれないとさえ思うのですが。

講演に行った先でも、自閉の子どもが「殺す」とか口走って困る、というお母様からの質問を受けたことがあります。そのときも「どこかで聞いた言葉を繰り返しているだけかもしれない」と答えました。一つ問題だなぁと思うのは、多大なストレスを受けて、それを表す言葉が、「殺す」になってしまっている世の中の現状だな、と。もしくは「死ぬ」ということですね。手前に不満の吐き出し方はいくつもあると思いますが、それを通り越して、「殺す」や「死ぬ」と簡単に結び付けてしまうので、自閉のお子さんは、危険な状態に囲まれて暮らしていそうな気がします。

律儀にとらえますからね。それが藤家さんの場合「自分がされていやなことは人にしてはいけない」だったんですよね。人殺しとは正反対の概念、道徳の黄金律だった。よかったですね、きちんと教えてくださるおじいさまがいらして。

どこかで聞いたようなフレーズをとりあえず繰り返すと「用が足せる」っていうのはあるんですよ。私、自閉のごたぶんにもれず、関西生まれの関西育ちなのに関西弁が話せなかったんです。でも給食をさぼるときにクラスメートが「おなかいたいねん」とか言っているのを聞いて、給食が食べたくないときに「おなかいたいねん」と言っていました。そこだけ関西弁で。しかもこれ、腹痛のことだとは気がついてませんでした。標準語の「お腹が痛いの」は知ってたのに。

応用が利かないなりに、方便として誰かの真似を使っていたんですね。

私たち、世の中の仕組みがわかりにくいからこそ、真似に頼るところありますからね。それでしかも、なかなかスイッチが切り替えられないんですよ、ここでも。いったん「ミックスジュースにするわ」っていうせりふが習慣になると、本当はオレンジジュースが飲みたいのにどうしても「ミックスジュースにするわ」って言ってしまう。ううう、バナナの入ったどろっとしたジュースよりさわやかなオレンジジュース飲みたいよう、っていうときでも。決まり文句で。

その決まり文句が「殺す」だったりしたら、親としてはびっくりするわけですね。いい言葉を聞かせるようにすればずいぶん違うんですね、きっと。

「殺す」とか「死ね」とか、そういう言葉は、今は氾濫してますよね。うちの父は、私にテレビゲームを絶対にさせませんでした。テレビの電波も脳に悪いから、あまりテレビを長く観るなって。それに、バーチャル・リアリティーの世界は、しょせんそれにすぎないのだから、自分の体と脳を使って遊びなさい、と。このあたりの考え方は、祖父母もそうでした。でも、その当時は、とても迷惑でしたね。ファミコン全盛期だったので、「工作をしなさい」って言われると、同級生と全然なじめなくて。話も共有できないし。今では、父や祖父母にとても感謝しています。父の考えに沿ってくれた母にも。……。今ごろわかってきました。私、いい家庭に生まれていたんですね……（しみじみ）。

あと、私や藤家さんは言葉が使えた方の子どもでしたが、逆に、言葉に遅れのあるお子さんたちの場合、ボキャブラリーが少ないから、しかたなく近似表現として「殺す」とか「死ぬ」とかで間に合わせることがあるそうです。「いやだな」とか「心配だよ」とか、いろんな言い方があることを根気よく教えると、どぎつい言葉を使わなくてもすむようになっていくらしいです。

新幹線に穴を開ける私

ところで藤家さん、最初東京に来るときわざわざ新幹線で来ましたよね？

そうです。

九州からだと飛行機の方がずっと早くてラクチンだと思うのですが、なぜわざわざ新幹線で来たのですか？

私、貧乏神しょっているから、地上と離れたところを飛ぶ乗り物はやっぱり怖いな、絶対死ぬな、とか思って。

貧乏神しょっているって？　そうは見えませんが、どうしてそう思うのですか？

小さい頃から生きているだけで大変だったから、毎日毎日、今日もなんとか前向きにがんばるぞ、って自分に言い聞かせて生きてきました。でもたまには、疲れきってしまって「もうがんばりたくなあい」っていう気持ちになる日があって、ぐたっと寝ていると、そういうときに限ってやたら、自然災害とか火事とか事故とかが起きるんです。そうなると、ああ、きっと私のせいだ、私がさぼりたいなんて思ったからこんなことが起きたんだ、と思ってしまいました。災害にあった人たち、ごめんね、私がさぼったから、って。

それはちがうな。

ちがいますか？

そう。こういうことですよ、きっと。私たちって、かなり多くの部分をマニュアル作業でこなしているでしょう？　身体的なことも、理解の面でも。

そうですね。

だから、前向きにがんばっているときは生きていくだけでいっぱいいっぱいなんですよ。それで、災害とか事故っていうのはしょっちゅう起きているわけだけど、前向きにがんばっているときはそんなことに気づく余裕がない。

あ、たしかにそうかも……。

前向きにがんばっているときより、疲れきってさぼっているときのほうが、こぼれるニュースが少ないんですよ。前向きにがんばっているときは、忙しすぎるんです、私たちの場合。

そうかあ！

たとえば私が外国に行っているときは、日本では何も起きないんですよね。

はあ？

日本の新聞読まないから。何も騒動は起きないし、芸能人も私の外国訪問中は結婚したりしないんです。

「見えないものは、ない」わけですね。

そうです。

やっぱりそれだけ負担が大きいってことですね。定型発達の人はラクチンにしてるから、ニュースに気づくんだ！

でもね、私が一回落ち込んで寝ているとき、斜め前の家が火事になったんです！　これってやっぱり、私がさぼったせいなんじゃないでしょうか？　貧乏神しょいこんでいるせいじゃないかなぁとか。

前向きにがんばっているとき、反対側の斜め前の家が燃えたことがあったかもしれませんよ。だけどがんばっているから、気づかなかったのかもしれませんよ。

そうか、気づかないときは、がんばっているときなんですね。

定型発達の人から見ればそうは見えないかもしれませんけどね。

以前から、藤家さんが「私のせいで悪いことが起きる」みたいなことをたびたび口にするので不思議に思っていたんです。妄想なのか？って。藤家さんって、私から見ると「ネアカ」で「怖がり」です。その二つが両立しているのも面白いし、「どうして何もかも自分のせいだと思うんだろう？」って思ってました。でも、この年になって出会ったから「おもしろいなあ」って笑えるけれど、子どものときにそういう子がクラスメートだったら「自意識過剰」っていじめられっ子になってたかも、と思いました。

なってましたよ。ところで、私が飛行機じゃなくて新幹線で東京に来るって決めてから、新幹線災難多いですよね？

そうですか？

国際テロ組織が新幹線を狙ってる、って雑誌に書いてありました。それに、このまえ走行中の「のぞみ」に穴が空いて……。あれも私のせいじゃないでしょうか？

ああ、それもね、簡単なことです。

どういうことなんでしょう？

自分が新幹線に乗る用事がなかったら、新幹線が話題になっていても気づかないんですよ。生きていくのに大変で。マニュアル作業に忙しくて。でも新幹線に乗るって決まったら、とたんにそういう記事が目に入ってくるんです。新幹線ではしょっちゅう何か起きているんですよ。運転手が居眠りしたり、コンクリート片が落ちたり、豪雨で止まったとか、お盆で乗車率二〇〇パーセントとか、乗客同士がけんかしたとか。でも新幹線に興味のないときには、気づく余裕がないんです。

たしかに、つい最近までは東京に頻繁に通うようになるとは想像もしていなかったし、新幹線に乗るんだって決めてから、「しんかんせん」という音がしただけで耳をそばだてるようになりました。

でしょう？　だから新幹線に穴が空いたのは、藤家さんのせいじゃないんです。国際テロ組織だって別に「藤家寛子さんが新幹線に乗るから新幹線を狙おう」って決めてるわけじゃないですよ。

そりゃあ、まさにそうですね。

新幹線の名誉のために言っておくと、ほとんどの新幹線は事故を起こさずに走ってますよね。でも、何事もなかったときにはニュースになりません。ニュースになるのは何か問題があったときです。

うーん……。新幹線って、九州から東京まで来ると、そのあと東北の方まで行くでしょう? 私は東京より北は、飛行機でも、もちろん新幹線でも行ったことがないんです。私が東京駅についたら、そのあと大きな地震があって、東北までの新幹線が止まっていたんです。「ああ、やっぱり私が新幹線なんかになんか乗るからこんなことになって……」と思いました。

九州から来た新幹線は、東京駅で止まりますよ。それから北には別のが行くんです。

そうなんですか?

そうです。青い縞のやつに乗ってきたでしょう? 東北に行くのは緑の縞なんですよ。東京駅でペンキ塗り替える時間はありませんからね、ちゃんと最初から緑に塗ってある別の新幹線が東京駅で待ってて、それから東北に行くんです。だから東北の地震と藤家さんも無関係ですよ。藤家さんはきっと、新幹線に乗るというレアな体験をするので、「新幹線」という言葉だけをひたすら追いかけていたんじゃないですかね。

　「新幹線」という言葉で頭がいっぱいでした、私。あと、国内の飛行機のことになると、もう、言葉も追えない状態です。大パニックです。海外に行く飛行機だと、フライト時間も長いし、船酔いするので客船で行くという選択肢は自動的に消去になって、あきらめるしかないので、乗る必要があるときは、成仏することだけ考えて乗ってますね。それに、よほどの用がない限り、自分でも乗らないし。だけど、国内線だと、肝心のあきらめがつかないんです。「まだ、陸路があるし」と思うので。飛行機が飛んでいるのは、ちゃんと理解できますけど、その中に自分が乗っているのを、まだうまくイメージできないのです。だんだんできるようにはなってきましたが。

　うまくイメージできないと怖いんですね。それに、マニュアル作業でしんどい思いをしながらでも、頭がそのときに興味ある情報だけは拾ってくるんですね。その中で規則性を見いだそうとするから「自分のせいだ」になるんだ。私、藤家さんってほがらかな人なのにどうして全部自分のせい、っていうのか今までわからなかったんですよ。なんとなくわかってきたような気がします。

飛行機を墜落させない私

と語るニキさんは、こう見えても飛行機を墜落させない名人なんですよね。

そうです。えへん。

そう思う根拠はなんですか？

今まで落ちたことがないからです。

私も落ちたことありませんよ。でも自分が名人だとは思えないなあ。私はただ切符買って乗ってシートベルト締めて座ってるだけなんで。ニキさんは自分のおかげで飛行機が落ちないと思っているんですか？

そこまでじゃないけど……。でも落ちないよ、私が乗っているんだから、とは思っているかもしれません。でも最近、その自信がちょっと揺らいでいるんですよ……。

どうしてですか？

飛行機に乗って、シートベルト締めますよね。それで、乗ってからずいぶん待たされることありますよね。「あ、まだ飛ばさなくていいんだ」と思って、機内販売のカタログとか見ると、あれ結構面白いもの載ってるでしょう？　夢中になって読んでいると、私が念じてないのに飛行機が無事に飛んでいることがあって。それに、面白い本を機内に持って入って、夢中で読んでいると、私が念じていないのに気づくと上空を静かに飛行していることとかあって。私の念の力なしに無事に飛んでる経験が増えると、自信がなくなってきました。

私、新幹線に乗っている間ずっと、「事故るな、事故るな」って念じてました。それで無事に東京駅に着いたとき、「やっぱり念って通じるんだ」と思いました。

あはははは。

でもこの前、前髪を切りすぎたんですよね。そのとき一日中鏡の前で「伸びろ、伸びろ」と念じていたんだけど伸びなくって、そうすると「魔女としてのレベルが落ちたのだろうか、私」とか思えてきて……。

でもこれまで、前髪伸びろ、って念じて成功したことはないんでしょ？　だったら魔女としてのレベルが落ちたっていうわけじゃないじゃないですか。

でも藤家さんは、念の力で新幹線を無事に東京駅に到着させたんですよ。

そうしたら、藤家さんの念は新幹線には通じるけど、前髪には通じないっていうルールが成り立つじゃないですか。お刺身上手に作れる人が八宝菜上手に作れるとはかぎらないでしょ？

なるほど。「新幹線は新幹線、前髪は前髪」って考えればいいんですね！

そうです。

でも、たいていの新幹線は無事に終点に着くし、たいていの前髪は念じただけでは伸びませんよね？　だから、別に藤家さんの念の力とは無関係な気が……。

そんなこと言わないでください！　くすん。とにかく「突然」とか「偶然」が怖いんです……。だからまだ、「起きることは全部自分のせいだ」って思ってた方が気が楽なんです……。いいことでも、悪いことでも。それに、悪い念って絶対考えない方がいいですよ。

魔女とお姫様

まあ、こういう経験を通じて藤家さんは「自分は魔女だ」という確信をますます深めるに至ったのですね。

そうです。「突然」の物事に弱いので、この先どうなるのかわからない状態でいるよりは、「きっとこうなる」って仮説を立てたくなるんです。そうするとそれがだんだん当たってくるんです。そうすると「あ、私、魔女だ。でも性格のいい、人を助ける白魔術を使う魔女のほうがいいなあ。それにおばあさんの魔女じゃなくてまだ二千歳っていうことにしよう。魔女の寿命は八千歳だからまだまだ若いんだわ」って思ったりします。

藤家さんは魔女だけど、ニキさんはお姫様なんですよね。

だって私は人からそう教わったんです。（きっぱり）

七五三のとき言われたんですよね？

七五三かお正月か、とにかくおめかししているときに「お姫様だね」って言われました。それで、和風のお姫様よりは洋風のお姫様がいいな、と思って。

「ニキ・リンコはいない」って言われると「そうか私はいないのか」って思うように、「お姫様だ」って言われると「そうか私はお姫様だ」と思うわけですね。

和風のお姫様、頭皮痛みそうですよね。（ため息）

私は和風のお姫様は、隙間風のある家に住んで、夏の暑さを逃がすようにできてるから、家も板張りとよしずでできていて、暖房といえば火鉢しかなくて、十二単着られるくらい寒くて、(以下和風のお姫様が寒い思いをする理由が延々と続いたが略)寒そうだな、と思ったんです。洋風のお姫様みたいに指輪とかネックレスとかしてないし。私、いろんな石が好きで、曹灰長石とか、リチア輝石とか、孔雀石とか(以下、石の名前が続くがこれも略)じゃらじゃらつけたかったから。

私は和風のお姫様、髪を結うのが痛そうだと思います。

私にとっては和風のお姫様はおすべらかしなんです。百人一首見て「こういうのか」と思ったんで。

私は志村けんの「バカ殿様」見て「こういうのか」と思ったんで、お姫様=髪を結い上げている、って思ってました。

なるほど。「和風のお姫様」観にも、経験によって微妙な違いがあるわけですね。しかもそれが揺るがないんだ。自閉は急に止まれないから。とにかくニキさんは、長じて洋風のお姫様になると思ったわけですね。

だから、「なると思った」んじゃなくて「お姫様だ」って言われたんですから。それで、大人になったら王様になって「ぶどうかい」っていうのを開いてぶどうを食べるんだ、それより金髪縦ロールはいつ生えてくるんだろう、って生えてくるのを待ってました。

お姫様だから。

そうです。そうしたらある日、ショックなことがあって……。

何があったんですか？

テレビで、金髪縦ロールをコテで作っているのを見てしまったんです！　それで、いくらお姫様でも自然には生えてこないんだ、ってわかりました。

パンが増やせる私は神様

あははは。それはショックだったでしょうね。「見えないものは、ない」わけだから、友だち一人一人におうちがあることが想像の外だったように、お姫様の金髪縦ロールが人工的に作ったものだということも想像の外だったんですよね、きっと。でもたしかニキさん、自分で自分のこと神様だって思ったこともあったんですよね。

そうです。パンが増やせたから。

パンが増やせたんですか？

今になって思えば要するに「いじめ」だったんですが、私は給食を食べきれない居残り組でした。いえ、今と一緒で、偏食はないんです。でも圧倒的に量が多すぎたし、どうしても遅いんですね。それで一生懸命食べてるんですが、パンが減るどころかどんどん増えるんです。

いじめっ子たちが置いていってしまうんですね、パンを。

そうみたいです。でも私はいつもの通り生きていくというマニュアル作業に必死だったようで、いじめでパンを置かれていることに気づかなかったんですね。それで、「食べても食べてもパンが増えるっていうことは私は神様なんだろう」って思いました。そして「神様なら水の上を渡ることができるはず」って思って。池の上を歩こうとしたんです。

そうしたら？

そうしたら、水の中に落ちました。全身びしょぬれになって、保健室につれていかれて、おもらしした子のために用意していた下着を貸してもらいました。違う下着を着て帰ったら親に怒られる、とオロオロしたのを覚えています。

要するに今思えば一連の行動の発端は、パンが増えたとき、誰かがそれを置いていったことに気づかなかっただけですよね？　いつものとおり、マニュアル作業に忙しくて。

そうです。

だけど、その結果「自力でパンが増やせる。ていうことは私って神様？」という風に想像が進んでいっていることは、外から見ていてもわからないから、「いきなり池の上を歩いた変な子」っていうことになりますよね。

どうやら、私たちはこぼしている情報があるんですね。定型発達の人が「このくらいの情報受け取っているのは当然だろう」と決めつけている情報をこぼしていることがある。それをとんでもない想像力で補うから、外から見て突飛な行動をとったり言動をしたりするんですね。

そうかぁ。私も今発見した気分です。私の場合、公共の場で問題が起こらなかったのですが、尋常じゃない無関心さがあって、おいしいネタを拾いそこねているかもしれないんですね。

★件名：おすもうさん

〔後日メール〕浅見さんへ　ニキより

そういえば、おすもうさんですが、琴別府はすきでした。顔は知らないんですが。ていうかとうとう覚えられなかったんですが。白くてもち肌でぽちゃぽちゃしてて、手首なんか赤ちゃんみたいで、よくお笑い番組のコントでコメディアンがおすもうさんを演じるときに着る、着ぐるみみたいな体型なんです。

病気に悩みつづけて引退したのに、引退を控えた最後の場所で楽屋荒らしにあってお金を盗まれたとかニュースで聞きました。今は千葉で熊本ラーメンのお店をやってらっしゃいます。大分の方なのに、巡業先で熊本ラーメンの好きな店ができて、引退してからそこに勉強に行ったそうです。

ところで、すもうは行司さんの着物が綺麗なのは好きです。あと、柱の代わりだとかいう四隅の房は綺麗だと思います。

それ以外はすもうは嫌いな私ですが、子どものころ、ラジオのすもう中継は好きでした。また、テレビでも、画面を見ずに音声だけ聞いているのは好きでしたから、幼いとき、でたらめのすもう中継を一人で演じていました。それらしい四股名を作って、呼び出しさんや行司さん、解説者、拍子木の音から太鼓の音まで一人で全部演じていました。「のこったのこった」と言っているとは知らなかったので、「たらったたらった」と言ってましたが。

おすもうさんが大阪上空で発生していることについても、本気で確信してきたわけじゃないんですが（子どものときはもちろん、そういうイメージを描いていました）、なんか釈然としないんです。年齢が進むにつれて、おすもうさんの結婚や離婚、引退や廃業、転職などのニュースにも触れるようになりますから、家があるらしいなあ、みたいな知識が入ってくるんですが、それでも、上空でもわもわと湧くイメージの方が実感が濃いというかリアルというか……。

想像力の障害？

自閉の三大障害に、①社会性の障害　②コミュニケーションの障害　③想像力の障害がありますけど、この三番目の想像力の障害っていうのがわかりにくいです。「パンが増やせる私は神様？」という風に考えていた、とか訊くと、むしろ「ユニークな想像力がある」っていう風に思えてしまうんですが。

私、診断受けて、アスペルガーについて説明した雑誌で「想像力の障害」があるって読んだとき、ショック受けました。私、童話作家になりたかったんですけど、想像力なかったら童話作家なんか無理だ、と思って。

童話作家になるのに必要な想像力と、自閉の人が欠いていると言われている想像力って別のものですよね？

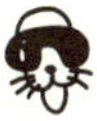
想像力の障害、っていうのは、「見えない前提」とか「暗黙の了解」があるのを想像することができずに、デジタルに理解してしまう、っていうことだと思います。たとえば終電間際の駅で、「三列にお並びください」って書いてあると、あと二人誰か来るまで待たなきゃいけない、って心細くなったり。昼間は込んでいる時間帯もあるんだろうな、そのときは整列乗車してもらうために駅員さんがこの張り紙貼ったんだろうな、とかよく考えるとわかるんですが、そこがオートマティックに浮かんでこないので「三列か。私一人しかいないのにどうしよう」とか思ってしまうんです。

私、よく父に「お父さんが死んだら〜」っていう話をして怒られます。

死んだら、って？

父は沖縄に出張することもあるんですが、そうするとシーサーの置物とか、ミンサー織りの敷物とか、きれいなものを買ってきます。私は民芸品っていうのが大好きなので、「ああ、いいなぁ。これ、欲しいなぁ」と思うんです。でも、今は父のものでしょ？ だから「お父さん、死んだらこれちょうだいね。予約っ！」って言うと、「お父さんに死んでほしいのかっ!?」って焦るんです。

あはははは。藤家さんはお行儀をちゃんと知っているから「ほしいよう、ちょうだいよう」ってひっくり返って足をばたばたさせたりしないんですよね。

今はもらえない、お父さんのだから。でも死んだら私にください、っていうつもりで言うんですが。

定型発達の世界ではまず、本人の死について本人の前で言及するのは失礼にあたるし、「不吉なことだ」っていう暗黙の決まり事があります。それと「誰々の持っている何々がほしい」「死んだらください」っていうことになると、めぐりめぐって「早く死なないかな」って思っているんじゃないか、って想像が働いてしまうんですよ。でも藤家さんは、誰かに「藤家さんが死んだら、これちょうだい」って言われてもそういう風には想像しないでしょう？

しません。「いいよー。何なら、シール貼っておこうか？　私も忘れたら困るし」って言います。本気で。

だから定型発達の人も、そんな「深読み」はしないと思っているんでしょう、きっと。でも定型発達の人は自閉の人と違うところで、いろんな想像を働かせているんです。その想像の働かせ方が定型発達の人々の間では共通しているから、実感としてわからなくても、丸暗記でいいから覚えておくと便利ですよ。
　自閉の人はそういう想像を働かせないから、かえって私なんか、定型発達の人と仕事するよりやりやすいところがあるんですけれども。

そうですか？　どういう風にやりやすいですか？

たとえば仕事をしていく中で、「これはやってもらっては困るなあ」ということとかが出てきたりします。仕事には必ずそういう場面が出てくるし、たんなる業務の一環なんですよ、そういうことを注意するっていうのは。それで「これは困りますので今後やめてください」っていうと、ニキさんや藤家さんは「はいわかりました」で終わります。それで、次の仕事にスムーズに取りかかれます。お互い感情を害することもありません。

そうですね。定型発達の人は違うんですか？

定型発達の人は、そこでいろいろ背後を想像してしまうんですよ。もしかしたら浅見さんは私のこと嫌いなのかも、とか、暗に「今後一切一緒に仕事したくない」って言ってるのかな、とか。そういう風に想像するのがわかっているから、注意一つするのにもすごく気を遣うんです。「あなたが嫌いで言っているんじゃないんだけど」って前置きしたとしても、「本当は嫌いだからああいうこと言うのかも」とか想像したりするし。仕事に必要なことだから注意しているのに意地悪だって解釈することもあるし。案外面倒くさいんですよ、定型発達同士のコミュニケーションって。私はお二人のようなほがらかな自閉の人たちと仕事するの好きですよ。決まり事守るし、こっちの言動をまっすぐ受け止めてくれるから。

想像力の障害って、不便だけど。「有料放送無料！」とか書いてあると、キャンペーン期間だってわかるまではうろたえるし。ホテルの部屋に入って「お客様のお声をお聞かせ下さい」っていうカードがあると「わーっ」とか叫んで、しばらくして、なんかちがうな、って気づいたりするし。でもいいこともあるんだ。

とりあえず、童話作家への道は閉ざされていないようなので安心しました。

頭の中の郵便仕分け係

でも、私不思議なんです。お二人のたとえば聴覚は、どんな音でも均等に拾ってしまうから、だから処理が大変なんでしょう？　なのに「情報」については、どうして限定的に拾うんでしょうか？　たとえば、自分が新幹線に乗るとなるととたんに新幹線の情報だけ拾うようになったり。ニキさんがウェブサイトで、「俺ルール」について書いてますよね。あれを読むと、「自閉の人は興味が限定されていて深い」ってありますよね。いわゆる「専門〇〇」のような感じだ、と。変な質問かもしれませんが、どうしてそんなに興味が限定されていて、それに関する情報だけを拾うんでしょうか？

私の場合、どうも、一度に見られる範囲が狭いんじゃないかという気がします。ほんものの視野のことではないんですが、比喩的に視野が狭い感じ。

説明されなくても、ほんものの視野じゃないってわかりますよ。比喩だって。

そうですか。まあ、まるで、これが本当の視野であったら望遠鏡のような筒、紙を丸めた筒が目の前についてるように、ヨシの髄から天井を覗いてるみたいな感じです。ただ、望遠鏡の筒に視野の周辺をさえぎられてたら気がつくし、「見えにくいよ」って不満も持つと思うけど、ずっとこれがデフォルトだから、文句は出ないんですね。だから、望遠鏡の筒が目にくっついてるんじゃないか、っていうのは、人から見たらそうだろうなあという想像なんですが。

いろんなことが起きてても、細部の脈絡だけ見ていて、広い文脈まで見ようと思わないし気がつかない。

見えすぎるのも、困りますよ。げっそりしちゃうので。

琴別府については、引退後のことまでよく知ってますよね。顔は覚えられなかったのに。

そうですね。それに、細部の脈絡も、一つが目に入るとそれをゆっくり見てしまう。次に移るのが遅い気がする。だから、たとえば「この場合」と「この場合」を見くらべられないんじゃないかしら。

「雨だったら体育館」みたいに、「もし〜だったら」という文とか、「そんなことしたら、車にひかれるかもしれないよ」みたいに「〜かもしれないよ」とか、わかるようになるのもかなり遅かった気がします。

目の前に筒がついてるんだとしたら、紙を丸めたくらいの軽い筒じゃなくて、きっと、望遠鏡みたいな重い重い筒なんじゃないでしょうか。観光地の展望台にある、百円入れる望遠鏡みたいに、思いっきり力を入れないと動かないとか。

私の場合は、やはり感覚処理がマニュアル作業だからそっちに忙しいですね。頭の中の郵便仕分け係が一人しかいないから。

頭の中の郵便仕分け係って？

頭の中で郵便物の仕分けをしている人のことです。私の頭の中の処理って、こういう感じなんです。郵便仕分け係が一人で、郵便物の仕分けをしているんです。それで、もういや！っていうほど郵便物がいっぱいやってくるんです。それを、すごく細かく仕分けしなきゃいけないんです。おまけにたくさん来る郵便物の中には、速達もあれば封書もあればはがきもあるんです。どうしてこんな来るんだよ~、仕分け係一人しかいないんだよ~、って思いながら、一生懸命それを仕分けして、一日終わるとぐったり、っていう感じなんです。

あ、それで言うと、私の場合は、仕分けしなきゃいけない箱が多いのに、目の前に手紙を置いておく台がないんです。だから来たはがきや封書を指の間に持ってなくちゃいけないんです。トランプみたいに。あるいは、調べ物をしなきゃいけなくて、すごく分厚い本があるんだけど、しおりも付箋もないから、用がある場所に指を突っ込んどかなきゃいけなくて、やりかけのこと、調べかけのこと必死で忘れないようにしていて、結局調べ物まで進めない、みたいな感じです。それで、片手に指が二十本ずつあればなんとかなるのになあ、なんて思っているんです。

なるほど……。その場合の「郵便」って、送られてくる感覚のことですよね？ 感覚の処理にそれだけ労力がかかっていれば、疲れやすくて当然ですし、「こぼれるニュース」があっても当然ですよね……。たぶん定型発達の場合は、仕分け係じゃなくて仕分けマシーンが一台置いてあるんだと思うんです。だから台がいらないんじゃないかな。台に置く前にマシーンが自動処理するから。

へえ、便利ですね。私たちの場合はかなり努力を要するから、そういう中をかいくぐって拾えた情報は、当然めちゃくちゃ貴重なんですよ。目いっぱい活用しようとする。

「閉じた情報の輪っか」ですね。せっかくですから、ニキさんのウェブサイトから「俺ルール」に関するエッセイを一つ転載させてもらいましょう。あまりに有名な文章なので読んだことがある方もたくさんいらっしゃるとは思うのですが、「情報のとりこぼし」と結びつけて読み直すとまた新たな意味が見出せたりしますので。

★閉じた情報の環っか　俺ルールの世界に生きる人々

ニキ　リンコ

自閉っつーのは何かっていうと、「閉」っていう字からも連想されるとおり、視野がすごーく狭い。「これ、この点、この件」の牢獄にとらわれている。「ヨシの髄から天井覗く」状態ね。

ニワトリの好きな自閉っ子にニワトリの絵を描かせたら、「先に全体のプロポーションを考えて、全身が紙におさまるように」なんてことは、なかなかやらない。「自分にとってここが大事！」「あたしにとっちゃ、これぞニワトリ！」と思えるパーツからいきなり描き始める。つまり、足が気になる子は足から、トサカが気になる子はトサカから描き始める。足のウロコを、トサカのシワを、ひたすら丹念に描き込んで時間切れ。だから、「途中で紙を継ぎ足してもいい」っていう「キミコ方式」は自閉っ子向きかもしれない。

空間の視野が狭いってことは、細部に注目する力は抜群だったりもする。雑誌によくある「まちがいさがし」みたいなパズルじゃ、健常者は自閉児・者にまずかないません。「ウォーリーを探せ!」が強い子も多い。あと、ジグソーパズルでも最近、無地のだとか全面が似たような連続模様のだとか、箱の絵がヒントにならないやつがあるよね? ああいうジグソーを二百個用意して、自閉児・者百人と非自閉児・者百人にやらせたら、自閉児・者チームが勝つと思うよ。

とにかく細部をよく見てる。戸棚の扉のチョウツガイがいたんできたから、ママが日曜大工で新しいチョウツガイに取り替えたら、前のと色が違うせいかネジ穴の間隔が違うせいか音が違うせいか、自閉っ子の坊やがびえ〜〜んと泣いちゃった、なんてことも起こりうる。非自閉の人はチョウツガイまでいちいち見てないよなあ。でも、それをちゃんと見てるのが自閉ってやつ。

もちろん、自閉だからって全員がチョウツガイを見てるとはかぎらない。なにせ視野が狭いから、扉のとって専門の人だったら、チョウツガイが変わったって非自閉の人並みに、いや、非自閉の人以上に気にしない。とってに見入るのに忙しくて、気がつかないかもしれない。それ以前に、チョウツガイという存在自体を知らないかもしれない！　でもその代わり、「おばあちゃんはこのごろ手の力が弱ってきたから」ってことで握りやすいとってにつけ替えたとたんに、「ここはどこ？」って大パニックに陥るかもしれない。

要するに、一人一人の見ている守備範囲が狭い。自分の担当の範囲はやたら詳しく見ている。担当以外のことは驚くほど見ていない。これが自閉の本質だと思う。非自閉の世界にもいるでしょ。「専門〇〇」とかいうタイプ。それをもっと極端にしただけのことよ。

さて、「見えている範囲が狭い」ということは、裏を返せば、「見のがしている情報が多い」ってこと。特に、「全体像」とか「構図」とか「主目的」とか「大前提」とか「全体の雰囲気」とか「文脈」とか「TPO」とか「背景情報」とか「暗黙の了解」とか、そういうのがわかりにくい。つまり、視野が広くないとわからない情報が、見のがされやすい。「木を見て森を見ず」ってやつね。

「全体の雰囲気」や「背景情報」がわからないととりわけ苦労するのが、人間関係。だから、人間関係の育ちは遅れる人が多いし、好き嫌いはともかく、負担に感じる人が多いのね。

さて、「細部だけ見てて、背景情報を見てない」と、「応用がきかない」ってことになる。つまり、自閉っ子にはありがちだけど、赤いホーローの鍋を触って「危ない！」って叱られても、白いミルクパンは触る。銀色のアルミ鍋は触る。一を聞いて十を知るってのがダメ。「あの鍋」「この鍋」から、「鍋というもの」っていう総称への飛躍が難しいのだ。

あるいは、「鍋は触ったら叱られる」とようやく覚えても、「熱いから」「危ないから」ということまで見てない。だから、みんなでカレーを食べたあと、食卓のまん中に、空っぽの鍋が残ってた。台所でお皿を洗ってるお父さんに、「おうい、鍋持って来てくれー」と言われた。ここで、「鍋は、触りません！」と拒否したりする。あるいは、おばあちゃんが鍋を触っているのを見て（当たり前だ、お料理しているんだから)、「おばあちゃんは悪い人だったんだ！」と思いこんで怖がったり、警察に電話をかけようとしたりする。

ようやく、「触ってはいけないのは、熱いから」というハードルをクリアしても、次のハードルが待っている。「鍋持ってきてくれー」というお父さんのことばと、「お父さんがお皿を洗っている」という情景とを合成して、「あ、洗いたいからだな」→「持ってきてほしいのは、汚れた空の鍋だな」という判断は難しい。「どの鍋？」と聞き返して叱られる。あるいは、キャビネットを開けて、別のきれいな鍋をわざわざ出して持って来る。

見のがしてる情報が多い上、せっかく得た情報は互いにばらばらで、結びつけができない。応用がきかない。そうなると、なおさら見のがす情報が多くなる。わずかな、断片的な情報を頼りに生活するしかない。だったら、その「わずかな手持ちの情報」は、どれもめちゃくちゃ貴重だよね？　貴重だから、精いっぱい活用しようとするよね？　この、「貴重な情報は目一杯活用！」は、量的な問題と質的な問題、二種類の問題を引き起こす。

量的な問題ってのは、「情報の入力が少ない分、せっかく覚えたことは必死で守る」。必死さが過剰。そう、ナントカの一つ覚え状態。「こうかな」と思ったルールを、りちぎに守る、ハイパーりちぎ状態。「鍋は、触ってはいけない」って覚えたら、必死で守り、あいた鍋を台所に下げるのを断乎として拒否する。

質的な問題とは、「情報の入力の段階で応用がきかない分、出力の段階で応用して補おうとする」。つまり、少ない手持ちの材料から「俺ルール」を導き出す。それは他の人から見たらまちがったルールかもしれない。「鍋は、触ってはいけないモノ」というルールを元に、「鍋を触るのは、悪い人のしるし！」っていう「俺ルール」を作ってしまい、おばあちゃんを警察につき出すと言い張るのだ。ルールを読みとる力に障害があっても、ルールを作る力には障害がない証拠だね。

「ハイパーりちぎ」タイプのトラブルも、「俺ルール」タイプのトラブルも、元はといえば、脳みその視野が狭くて、鍋を触ろうとして叱られたときに、

「ははあん、熱いからだな」が入らなかったから。入力欄は、

「鍋は、触っちゃダメ」でいっぱいいっぱいだったのだ。

さっきの、「戸棚のとってを替えたとたんに身も世もなくすすり泣くようになった人」には、「このとってが見えるところが、私の生きる場所。このとってが見えるところなら、私は歓迎してもらえる。私は大事にしてもらえる」という「俺ルール」があったのかもしれない。こんな俺ルールを信じていた人にとっては、戸棚のとってが消えたってことは、「私はどこに連れて来られたの？」「誰かに拉致されたの？」と感じられるわけだから、これはかなりの恐怖でしょう。だから、体力・気力のある人だったら、「本当の家に帰ろう！」と飛び出して徘徊する。体力・気力のない人だったら、さめざめ泣いて、食欲がなくなる。

まあ、私はたまたま話しことばが理解できるし、知的障害も重複していないから、「このチョウツガイ、いたんできたねえ」とか、「おばあちゃんの手では、この取っ手はつかみにくいよねえ」とかいった会話を、日ごろから聞くことが

できる。だから、言語能力とIQでもって埋め合わせて、チョウツガイやとってが変わったからといっていちいち「ここはどこ?」と騒がなくてすむように持ちこたえられる。それでも、いったん「ここはどこ?」という気分になってしまうことは変わらない。

いわば、一人でひそかに「ここはどこ?」と騒いでから、しかるのちに、やはり一人でひそかに「そうそう、そういえばとってを替えたんだったよな～」と自分に言い聞かせ、やはり一人でひそかに「だからここは元のおうちだよ～」と自分に言い聞かせることができるってわけ。

能力的には、できる。可能である。でも、それが負担であることは、パニックを起こしてしまう人と変わらない。周囲の負担は、パニックを起こしてしまう人より、ぐっと少ないだろうけどね。でも「自閉」者である以上、「俺ルール」という閉じた環っかの世界」に生きていることは変わらない。日々の生活は「ハイパーりちぎ」との戦い、「俺ルール」との戦いの連続なのだ!

追記 この文章は、主観にもとづく私的自閉論の序章、概論にあたるものです。コミュニケーションの問題とか、社会性の問題とかがなかなか出てこないのは、これらは何か二次的なもののような気がしているから後回しになってるだけで、べつに「重要じゃない」と言ってるわけじゃない。

この追記の部分ですけれども、たしかにコミュニケーションの障害とか社会性の障害とかは「こっち側の論理」だっていう気がしてきたんですよ、私。ニキさんや藤家さんと知り合って親しくなるにつれ。ご本人たちにとってはその前に問題があるんだろうな、って。定型発達の人間はコミュニケーションや社会性なしには暮らしていけないから、それを共有できないことを真っ先に問題にするわけですが。

どうもそうなんですよね。

それが「ハイパーりちぎ」と「俺ルール」なんですね。「俺ルール」については、以前この文章読んだときには「見逃している情報が多い」というのがあまりピンときていませんでした。でも考えてみれば、そうですね。見逃している情報が多いから、手持ちの情報をめいっぱい活用して「俺ルール」が出てくるわけですね。どうして見逃す情報が多いかというと、藤家さんの場合、がんばるのに忙しいから。全部マニュアル作業だから。

そうです。

藤家さんが「私のせいでしょうか？」ってすぐ訊くのは、ハイパーりちぎだったからなんですね。

そうですね。

ふつう「私は貧乏神しょってる」とか「新幹線に穴が空いたのは、私が新幹線に乗ったせい？」なんて口にするのを聞くと、「自意識過剰」もしくは「ペシミスト」っていう風に思いますよ。あるいは「妄想」か。

そうみたいですね。

そうです。でも私は藤家さんと接しているから、根がほがらかな人だってわかってるから、「なんで自分のせいだ自分のせいだって言うんだろう?」ってフシギに思ってたんです、ずっと。あと、どうしてもなんにでも理由がほしいのだろう、ってそれはフシギだった。

そうです。どうしても理由がほしいんです。それで、何か起きると理由を訊くのでうるさがられることがあります。

どうしても、どうしても理由がほしいんですか?

ええ……。でも、「理由はないんだ」って自分に言い聞かせるようにはしているんですが……。

私も答えてあげられる範囲では答えようと思うけれども、とっさには言葉にならないことがあるし、忙しいときに訊かれると正直めんどくさいし、だから「メールで訊いて」っていうルールを作ったんですよね。

はい。かなり助かっています。

なぜ講演のたびに謝礼の額が変わるか

それで最初に訊いてきたのが「講演の謝礼について」でしたね。

はい。私は療育関係の方々にお願いして講演の仕事を入れていただいているのですが、あるときあまりにたくさんの謝礼をいただいたことがあります。そのとき、あせってしまって、どうしてだろう、と思って、あわてて浅見さんに訊きました。「今日はがんばったから謝礼が多かったんですか?」って。

浅見さん「そうですよ」って言いましたか?

言いませんでした。「そうだよ、がんばったから一杯いただいたんだよ」って言ったらその場は収まるかもしれないけれど、私がした説明はこういう感じです。

・講演の謝礼っていうのは主催者の予算しだいで額が変わる。がんばった度合いでは変わらない。

・講演会の中には、お母様たちが手作りで主催する会もあれば、もともとお金のある団体が、最初から「誰かを呼んで講演をする」っていう年間の予算を組んでいるものもある。えらい人を呼ぶこともあるかもしれないから、そういうところは多目の予算を組んでいたりする。年の若い藤家さんが演者でも、わざわざ額は変えたりしないかもしれない。

それに

・行政の補助が受けられる会もあれば、皆さんが手弁当で、コピー一枚するのにもお小遣いを出し合って運営している会もある。だから当然出せる謝礼の額も違う。
・どの会も、来ていただいた方々に有益な情報をお渡ししなければならないという点では同じ。
・謝礼の多寡によって、がんばり方を変えてはいけない。

なんでこういう説明をしたかと言うと、「がんばったから多いんだよ」って言ったら今度、たまたま謝礼が少ないときにがっかりするんじゃないかと思ったんです。藤家さんはそんなにお金にがめつい人じゃないから、額が少なくてもがっかりしないだろうけど、「がんばんなかったんだ〜、私。皆さんに悪いことした……」って落ち込むんじゃないかと思ったんです。

浅見さんの説明メールを読んで、映像的に理解できました。それで、多額の謝礼をいただいても罪悪感を抱かなくていいんだな、と思いました。

きちんと説明してほしいんですよね。こういう場面で、定型発達の人がその場を収めるために「そーだよ、がんばったからだよ」って言ってしまうのが、私が再三言っている「誤解するような説明」なんですよ。今度はそのルールをハイパーりちぎに守るから。

なるほどね。ただ定型発達の人は自閉の人ほど切実に理由が必要だとは思っていないし、深く考えていないから、場の勢いで適当に答えてしまうことはよくあると思いますよ。それが誤解のもとになるんだ。

私、何かわからないことがあると訊きます。それで今訊かないで、と言われると「いつ訊いていいですか?」と訊きます。

相手によってはそれも負担かもしれませんよ。説明って、実は誰にでもできるものではないから。定型発達の中でも、みんな能力に凸凹があるから、言葉での説明が得意な人と得意じゃない人がいるんですよ。それぞれ得意分野もあるし。

そうらしいですね。私からすれば言葉で説明できないことがあると不安で仕方がないんです。

そうなんでしょうね。でも定型発達の人には、その不安は伝わりにくいです。なのに説明できないこと、しかも自分では「どうでもいいじゃない、そんなこと」って思えるようなことの理由を訊かれると、自閉の人が感覚のオーバーロードでパニック起こすみたいに発作を起こす人もいます。「うるさいっ!」って言われたり、そっぽを向かれたりすることあるんじゃないですか?

あります。

そういうときには、相手の言葉での説明能力を超えた説明を求めているのかもしれませんよ。あるいは、その人にとっては重要じゃない分野か。だから、訊く相手を変えるのも一つの手かもしれません。私はたまたま「自由業と報酬」について知りえる立場にいたから謝礼の問題には答えられましたが、忙しいときに「熱帯魚はどうして色がカラフルなんですか？」とか訊かれたら「知らないよ」って冷たく答えるか、じゃなければ適当に嘘ついちゃうかも知りません。「それはねえ、巨人が塗ったんだよ」とか。

そうみたいですね。

それか、理由を知るのをあきらめるか。

ニキさんは理由を知ることをあきらめられますか？

私も自閉ですから理由は知りたいんですが、「理由はたしかにあるんだけど、それを知る手段がなくなった」と考えるようにしています。あるいは「理由はいくつかあって、そのうちの一つに絞るすべがなくなった」とか。

なるほど、それはご自分で意識的に身に着けた適応の方法なんですね。理由は知りたいんだけど、いつでも知ることができるわけではないので、あいまいなこの世の中に適応するためにそういう考え方をするようになったんですね。

理由を書いた紙を何枚かお茶の缶に入れて、福引したりもします。巨人だってたまには、福引に参加したいと思うんですよ。

私が「理由」がほしいのは、「理由」があると、それをより所にして、根性を出せるからです。例えば、「自然災害」だったら、「私の災害貧乏神が地震を起こしたに違いないっっ！」と思うと、最悪のケース、自分で責任が問えます。まあ最近では、私ごときが自然災害を起こせるはずはないんだ、とルールを知ったんですが。「人災」も、「私がマイナス思考だから、どっかで人が巻き込まれて死んだんだわっっ！」と思ってました。理由なく起きるよりはまだ、自分のせいだと思っていたほうが安心できたんです。それも違うと、世の中に出てからわかりましたけど。

「理由」を知るということは、「人事を尽くして天命を待つ」のもう一つ手前というか、私などはニキさんの表現で言うと、「ハイパーりちぎ」なので、「人事を尽くす前に、まず、最悪の天命を想像しておこう。それで、最悪を予想しているんだから、あとは何でも来いだっっ！」と思って、安心して人事を尽くせるわけです。

「人事を尽くして天命を待つ」っていうのは、「どうなるかわからないけれども自分がやれることはやろう」っていうことだと私なんかは解釈しているんですけれども、「どうなるかわからない」っていう部分がきっと受け入れがたいのですね。だからとりあえず最悪を想像しておけば、それ以上悪くならない、ということだけは「わかる」ということなんでしょうか。藤家さんのほがらかさと「どうしてこんなに」というほど悲観的なものの見方が両立するのはこれで納得がいきました。納得はいくけれども、実感はできないですけど。

藤家さんは感謝の気持ちをすぐ口にするように、「私のせいだ」と思ってもすぐ口にしますよね。だから戸惑ったっていう部分もあります。そういう考え方の仕組みを知らないと、いわゆる妄想とあまり区別がつかないので。逆に、まわりに妄想を持っていると思われている自閉の人もいるかも、と思います。実は「俺ルール」だったり、限定的な情報の拾い方をしていたり、ちょっと変な人の言ったことを真に受けているだけかもしれないのに。

多分、実感はできなくて当然だと思います。私も、「これがわからないって、どういう感覚なんだろう……」と感じるし。今の時点だと、「実感はお互いにできないけど、そういう感じ方をするし、それを言葉で表せるのがアスペで、言葉のない自閉のお子さんが説明できなくても、アスペと同じ感覚」というのが、答えかなぁ、と思います。

やはり、日々更新の分野なので、現時点では最有力の答えとして、「定型発達の人と実感の共有は無理。でも、橋は、定型側と、自閉側からかけられる。ずれが少ない橋にするために、密に連絡を取り合う。そうしないと、橋はかかっても、ずれの大きい渡れない橋になってしまう」ので、経験を語って伝えることが必要なのかも……と、こうやってしゃべりながら、自分でも再認識してしまっています……。

抗うつ剤がくれる「すておけ力」

そういう面では、抗うつ剤が役に立ちますね。

あ、それ聞きたいです。すごく素人っぽいこと言って申し訳ないんですが、抗うつ剤って落ち込みやすい人が処方される、っていう感覚が私のような向精神薬をのんだことのないレイパーソンにはあります。でも笑顔のかわいいニキさんや、お笑い番組が好きな藤家さんが抗うつ剤を欠かさずにのんでいるのはどうしてだろう、とうっすら疑問に思っていました。

抗うつ剤をさぼらずにのんでいるときには、たとえばスーパーに行って同じＢＧＭが繰り返されていたりしてもあまり腹が立たなくなります。それと、どうしても理由が知りたい！と言ったこだわりがなくなります。

それはありますね。「どうしてだろう？」に固執する度合いが減ります。

なんか「すておけ力」がつくんですよ。「どうしよう」、「まずいんじゃないの」、「ひどいんじゃないの」、という場面になっても「すておけ、すておけ」ってお殿様が言うように流せるようになるんです。藤家さんも私も、のんでいるのはＳＳＲＩですよね。まあ、私の場合はそういう効果はあるのでＳＳＲＩをのんでいます。私が訳したエイメン博士の「脳画像でみる『うつ』と『不安』の仕組み」「脳画像で探る『うつ』と『不安』の癒し方」の理論に従えば、前帯状回が「こだわり」と関連する部位ですが、同じ「うつ」「不安」でも「何か（いやなこと）が頭から離れない」っていうタイプの不具合はあるわけです。いわゆる「落ち込み」とかだけではなくて。抗うつ剤はそれをラクにしてくれますね。その代わり、「てきとうでいいやー」って気持ちになるから、時間管理の甘さ、物忘れ、注意散漫などはひどくなっちゃうんですが。

エイメン博士の理論は、一くくりに「うつ」「不安」といっても、それをタイプ別に分けてくれているのが、とてもリアリティがあると思います。脳のどこに不具合があるかを特定するという考え方、脳を一つの臓器として大切にメンテナンスするという考え方は、実用的で助かります。

読者の方々からも、「タイプ別」という考え方に救われた、という声をよくお聞きします。出した側としては、意外なところで喜んでもらえたなあ、という感じなのですが。

たしかに一言で「うつ」と言っても、「どうしてもいやな方向に考えてしまう」という不具合もあれば「どうしてもいやな考えが頭から離れない」という不具合もあります。それぞれが特定の脳の部位を関連しているということを教えてもらって、自分でもできる対処法を教えてもらうと、当事者としては救われます。私もお笑い好きだし、不安は強いけれど典型的な「うつ」ではないと思ってます。どちらかっていうと私にとって「うつ」ってラクチンできるとき、っていう感じで、歓迎すべきものでさえあるんです。お布団の中で本読めたり、大好きなスピッツの音楽聞いていられる時間、という感じで。

身体のマニュアル作業にがんばらなくていい時間ですね。

そうです。堂々とさぼれる時間、っていう位置づけなので。

それだけふだん大変なんですね。でもこれで、どうしてお二人のようなほがらかな方が抗うつ剤を欠かさずにのんでいるのかわかりました。

のんでないときは、ささいなことで伝令が走ってくることあります。「逆むけを発見しました!」っていう具合に。抗うつ剤飲んでないときには、それにいちいち反応してしまうんです。「何、逆むけ!?」っていう風に。それで現場に急行する。他のもっと大事なこと放り出してまで。でも抗うつ剤飲んでいると「すておけ、すておけ」って言ったり「その位のこと報告しなくていいから。現場で判断してくれる?」って伝令を追い返したりできるんです。

抗うつ剤飲んでないときに逆むけのことなんか知らされたら、一生懸命それをむいているうちに後ろからトラックに激突されたりしかねませんよね。

そうそう。

抗うつ剤と言えば、私、あまりに性別の概念が理解できなくて色気がないので、以前、主治医の先生に、かなり思いつめた顔をして「……色気がまったくないのは、やはり抗うつ剤のせいでしょうか……?」と訊いたことがありました。先生、笑うに笑えない状態で「違うはずだよ……」と。それを聞いて、「そうかぁ。抗うつ剤は関係ないのかぁ……。じゃあ飲み続けるかぁ」と思ったりしてました。ニキさんってだんなさまもいらっしゃるし、女性らしさがありますよね。私、全然ないんです。

これから発達してくるのかもしれませんよ。

別に結婚はしてもしなくてもいいけれど。結婚しなくちゃ一人前になれないわけじゃないし。

人よりちょっと色気づくのが遅いだけかもしれませんよ。

今のところは、自分が結婚するなんて考えると「爆笑問題」の太田さんの言うことを聞いたときのような「ぐははは」という笑いが出ます。それに、私のようなスズメ女を好きになる人なんか一大陸に一人くらいだと思うので。

定型発達者の秘密を、もう一つ教えてあげましょう。たいていの人は、他人から見れば完璧とはほど遠い人を「すてきだ」と思って結婚しているのですよ。

そうなんですか？

そうです。だって誰から見てもすてきな人なんて数が限られていますから。でも、ニキさんの言うとおり結婚はしてもしなくてもいいんじゃないでしょうか。藤家さん、妹さんとすごく仲いいですよね？　お互いにすごく大切にしていますよね？

妹との仲の良さは、私の誇りです！

ニキさんもだんなさんと仲いいし、自閉の人が愛着形成できないっていうわけでは全然ないっていう気がします。

大切な友人とかも、私にはちゃんといます。別々の地方に住んでいても、折に触れて会いに来てくれる人もいます。でも、いやな人は徹底的にいやなので、その辺が自閉的なのかな、と思えてきました。しかも、こうやっておしゃべりをしている間に、色気のことも、どうでもよくなってきました。

顔を覚えるこつ

あと、人の顔が覚えられない、って言いますよね。それって人間関係の初期の段階では誤解されがちですよね。クラスの人の顔が全員覚えられなくていじめの対象になったという人もいました。ニキさんもだんなさんの顔なかなか覚えられなかったんですよね?

それで、待ち合わせのストレスをなくすため、さっさといっしょになろうと思いました。

私を見分けるのは「黒＋ピンクもしくは赤」の組み合わせだったのですよね？　そう聞いてから、私もニキさんと会うときにはそういう色の服装で出かけるようにしたのですが。

私この前、白のトップスを着ている浅見さんを見て最初「あれは浅見さんだろうか。たしかあそこは浅見さんの席だったはず」としばらく悩んでいました。

私、ある日突然、顔を覚えられるみたいなんです。私が浅見さんが何色の洋服を着ていても見分けられるようになったのは、浅見さんの顔が写った新聞を見てからでした。その写真と同じ表情を、ときどきちらりと見せることがあって、それがつながった瞬間、浅見さんが見分けられるようになりました。

なるほど。二次元で得た静止画像情報が断片で出てくるとつながって、そのあとはどんな表情をしても「その人」だってわかるようになったというわけですね。藤家さんはまた、ユニークな人の見分け方をしていますよね。

私は眼球の動きとか、両眉と鼻の三角地帯で人を見分けているようです。ですから、同じ顔の人がいっぱいいます。あと、私が「誰と誰は似ているね」と言うと、たいていの人は「似てな～い」と言います。

たとえば誰と誰が似ていますか？

常磐貴子っていう人と田中麗奈っていう人とダルビッシュ君が似てますね。まあダルビッシュ君は野球の格好しているから見分けがつきやすいんですが。

常盤貴子と田中麗奈は女性で、ダルビッシュ君は男性じゃないですか。

だから、性別の概念がまたはっきりわからなかったので。

なるほど……。

その割に、プチ整形にすぐ気づいたりします。

細部を見ているんだ。

私は気づきません、プチ整形。

別に、整形に反対というわけじゃないんですが。私の場合、単に「同じ人」なのか、「別人だけど、すごく似ている人なのか」わからなくて、同じ人だった場合、覚え直すのがおっくうなだけなんです。だから、ドラマとかは見ないようにしています。女優さんの顔が一週間ごとに変わって人がどんどん増えて混乱するので。そういえば私自宅の自分の部屋に「スピッツ」のポスター貼っているんですけど、この前一ヶ月ぶりに東京から帰ったら「誰?」って思いました。それで机の上にファンクラブの会報がおいてあって、表紙にやっぱり「スピッツ」が写っていたので「だから、誰?」とびびりました。さすがに気づいてから自分でもウケましたけど。

忘れるのも早いんですね。

東京で会った方々には「今度お会いした時に顔を忘れてしまっているかもしれないですが、すみません」と予め言っておきました。それで、「覚え直したらいいよ」とは言ってくださったのですが、私にとっては覚え直すというのも、脳に負担がかかりすぎます。あと、年齢を読むのも下手なので、自分と同じくらいか、三十五歳くらいか、四十歳以上、っていうふうに「とりあえず」想像しています。それで、どうも自分のことも十歳くらい上に思っているみたいで、勝手に態度が大きくなっているかもしれません。ただでさえ態度デカいのに（笑）。

性別と年齢の概念をつかみにくくて、顔を覚えられなかったら、やっぱり悪気がなくても、人間関係においては誤解されがちですよね。藤家さんの場合はそれをキャラで補っていると思うけれども。それに不安を感じていても、それを他人への攻撃に転換しないから受け入れられやすいですよね。それは、ニキさんもそうだけれども。

私は受け入れられやすいキャラだっていうのがまた、罪悪感のもとなんです。不安が自虐に転じる芸風なんですが、他虐に転じる人とは芸風が違うだけなのに、なんだか不当に得をしているような気がして。

なんでも罪悪感のもとになりますよね。それが自閉のせいか、もともとの性格なのかわからなくなってきました。

罪悪感が生まれるまで

自分では、性格の部分かなあと思ってます。定型発達の人にも、罪悪感に向かいやすい人っていますよね。でも私たちの場合、理解力の遅れのせいで、もとの性格からくる傾向が極端に増幅されることがあるんじゃないかしら。

たとえばどういう風にですか？

一つには、親が一人の人間っていうのに気がつかなくて、「教えてくれる係」「情報端末」って思っていたことです。決まってることを読み上げてくれてるんだと思ってると、親に叱られるたび、「自分が悪い人間だということを、教えてもらった」みたいに思ってしまって。実際には、親にも機嫌の波はあるのに。それに、私は声のトーンの解釈が雑で……。

声のトーンの解釈が雑って？

たとえば、叱るときって甲高い声をあげますよね。でも、何かなくした物を探していて、見つかったときとかも「あった！　よかった！」とか甲高い声をあげるでしょう？　私はその声に込められた感情を区別することができませんでした。あと、犬をかわいがっていても、声は高くなりますよね。そういうときにも「叱られた！」と脅えていました。顔の表情が読み取れないのと同じように、声の表情が読み取れなかったので、甲高い声＝叱られた＝私は悪い人、と解釈していたのだと思います。甲高いと、言葉の内容まで聞こえていませんでした。内容が聞こえないから、本当に叱られても、個々の行為が悪かったとは気づきませんしね。

なるほどね。

たとえば、排泄に関することって「汚い」こととされて、口に出してはいけない、っていうしつけを受けました。でも自分はどうしても、排泄を行わなければいけませんでした。そのことに、罪悪感を抱いてしまいました。「親にばれたら怒られる」と思ってしまいました。

じゃあ、「排泄に関して人前で口に出すのはいけないけれど、行為そのものは生きていくうえで必要である」っていうところまで教えてもらえればいいのですか？

はい、そう教えてもらったら、とても助かっていたと思います。必ずしも「必要である」という言い方でなくても、「上手にできたねえ」とか、「間に合うように教えてくれて、助かったよ」とかでもいいんですが。これは、「自分の勘違いだった」と知っただけで、まさに一瞬にして全てが芋づる式に解決しました。

なるほど。自閉にまつわる理解の仕方の特性のせいで、定型発達の子どもに対するしつけをそのまま適用した場合、誤解をして、それが罪悪感の形成につながってしまうということがあるわけですね。

はい。あと、私は痛覚の発達が種類によってまちまちで、すり傷や切り傷、平手打ちみたいなピリッとした痛みは小さいうちからわかったんですが、打ち身やねんざみたいな鈍痛は十歳ごろになるまで育ってこなくて。だからそれまでは、どっかをぶつけてゴンって音がしても、痛くなかったんです。そうすると「泣かないで偉いねえ」とか言われます。自分ががんばってないことでほめられると不当に得をしたような気がして、それがまた罪悪感につながりました。

あ、私もそれありました。自分ががんばっていないことでほめられると「私って腹黒？」とか思っていました。

藤家さんよく「私って腹黒？」って言ってますよね。「全然腹黒じゃないのに」とか不思議に思いながら聞き流してたんですけど、そういう理由だったんだ。

おむつがとれたときもそうです。「早くとれて偉いねえ」とか言われたんですけど、自分ががんばってないことでほめられて混乱しました。

はあ、おむつがとれたときのことも覚えているんですか。本当に記憶力がいいんですねえ……。

え？　いくら何でもそれは覚えてませんって！　たしかに、古いことはムダによく覚えてますけどね。

ニキさんって、幼稚園のときのバッジの色も覚えているけど、私、幼稚園時代のことなんてほとんど覚えていませんよ。

幼稚園のことは三歳代だからはっきり覚えてますけど、一歳代のことなんて静止画像で断片ばっかりです。二歳代でも、わからなかったこと、不思議だったことほど消えないので、夢みたいな不条理なのばっかり。ちゃんとストーリーになってるのは、親の思い出話やアルバムの写真があとから入りこんでるだけで、偽の記憶だと思いますよ。でも、おむつがとれたときのことなんて、さすがに古すぎて、本物どころか偽の記憶さえない。ところが子どものときは、「赤ちゃんのときのことは覚えていないものだ」ってことを知らなかったので、「覚えてないんだから、なかったはず」と思ったんです。だから、「ほめられるはずでないところでほめられた」と思って混乱しました。親は全知全能だと思ってるのに。

それはきっと、「どうしてもまっとうな理由がなくては」と思う、という特徴からもきているのかもしれませんよ。私なんかは、自分ががんばってなくてほめられても「ああほめられた」で終わるから。「不当に得をした」とは考えないですね。「ああ、これってほめられるんだ」と覚えていくきっかけにするような気がします。でもニキさんや藤家さんは、「がんばるにはがんばるだけの（自分が納得できる）理由がなくてはならないはず」って思っていたんではないで

しょうか。「頭の中に郵便仕分け係が一人しかいないのに（あるいは手紙を置く台がないのに）がんばってえらいねえ」だったら納得できたんではないでしょうか？

そうかもしれません。

でも多分まわりの人には、生きていくのにそれだけがんばっていることが伝わっていなかったんですよね。まわりの人の目には、郵便仕分け係が一人で、あるいは手紙を置く台がないのにがんばっているより、血が流れているのに泣かない方がえらく見えるんですよね。そういう「えらい感」のズレが、罪悪感をはぐくんでいるとは知りませんでした。

いつでも戦闘配置

罪悪感を抱きがちな理由はわかってきました。では、不安感の方はどうでしょう？　自閉の方々は「アプリオリな不安感」を持っていると専門家の先生たちはおっしゃっています。私はお二人を見ていて、明るいんだけど不安を感じやすいという感想は抱いています。やっぱり「自閉連邦」の出身なのに地球に在住しているため、暗黙の了解とかが読み取れず、それで不安

感を感じているのでしょうか？

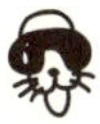 専門家のおっしゃる不安感がどのようなものかはわかりませんが、私が不安感を感じているとすればそれには、「対象物」はないです。不安を感じているっていうのはむしろ、生理的な状態で、ぴりぴりしていて、ちょっとのことで「ピクッ」となるという感じです。
つねに待機中で、電源が切れない感じでしょうか。不安というより緊張感ですね。

 私の場合は、いつも頭がフル稼働している感じです。つねに、怖いことが起きたらどうしよう、とか考えている感じです。

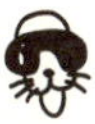 私のこだわり（オタク）ネタに絡めて言うと、たとえば十九世紀の帆船では、敵艦が見えたりすると「戦闘配置」をとります。艦長室の仕切りが取り払われて大きなキャビンになったり、落下物防止ネットが据えられたり、厨房の火が消されたり、（以下戦闘配置の例がえんえんと続いたが略）戦闘になってもOKという状態を作り出すわけです。でもどの程度の危機で「戦闘配置」を命ずるかは、当直の士官や士官候補生の判断によって違ってくるでしょう？　私の場合どうも、ちょっとしたことですぐ「戦闘配置」を取れと言う命令が下るみたいです。警報機の

スイッチが入りやすいんですね。あるいは、警報機の数が多くて、誤作動をおこしやすいとか。それが私が感じている「不安感」です。

本当にいつでも戦闘配置状態ですね、実社会の中は。ただ私は、ビビりすぎるくせに元々の性格がぼーっとしているんです。郵便仕分け係がすべて一人で抱え込んで分業できなくて、しかもいっぱい来るので、そのたびに「足が動かない」とか、「身体はどこ？」とか、妙な問題に悩まされているんです。

不得意なことこそがんばらなきゃ？

身体機能がマニュアルで、しかも戦闘配置を取りっぱなしとなると、こぼれる情報も当然多くなりますね。しかもその限られた情報の中で理由を見つけなければならないから、「俺ルール」の中に生きることになるわけですね。それが他愛ないものの場合には笑っていればいいし、だいたいの「俺ルール」は他愛ないものなんだと思いますが、場合によっては「妄想」に見えるものや、当人のメンタルヘルスによくない影響を及ぼすものがあるかもしれませんね。

そうなんですか？

そうです。進路にだって影響を及ぼすかもしれない。ニキさんは「不得意なことこそがんばらなきゃいけない」って思って、なかなか社会に出るきっかけをつかめなかったんでしょう？

そうです。世の中で仕事をしている人が、得意なことを仕事にしているとは気づかなかったので、不得意なことを克服してから、って思いこんでいて、三十過ぎるまで世の中に出られませんでした。でも、もう先送りしてられないっ、って思って仕事を始めてしまって、そしたら「片づけられない女たち」の原書に同じことが書いてあったんですよ。嬉しかったです。「ああ、あのとき、見切り発車でアクションを起こしたけど、あれでよかったんだ」って。

不得意なことをがんばらなきゃいけない、っていうこと自体は間違いでも何でもないと思うんですよ。

そうですね。がんばってみたらできることもあるし。そういう達成感って貴重です。

とくに学校に通っている間って、「規律」とか「不得意なことの克服」とか、ある程度強制的に経験することが大事な時期ではありますよね。運動が苦手だって体育の授業があるのは、意味のないことではないと思うんです。A「不得意なことの克服をがんばりつつ」B「得意なことを追求してもいい」のBの部分がニキさんにとって「こぼれた情報」だったのか、もしくはAをとくに強調される教育風土の中で育ったかどっちかなんでしょうね。

教育風土によって違いますか？

違うと思いますね。学校の方針とか。私が通った学校は得意なことを最大限のばす方針でした。苦手なことはさらっとっていう感じでした。おかげで早いうちから得意なことに取り組むことはできましたが、社会に出て苦労した面もあります。苦手なことが本当に苦手なままだったので。だからある程度は不得意なことをがんばった方がいいと思うし、職業にするとすれば得意なことだって何度も壁にぶつかるのだから、それを乗り越える訓練をしておく方がいいです。そのためには、苦手なことにがんばった経験って役に立つと思うんです。ただ、認知に偏りがある子にはしっかり説明してあげないといけないですね。

説明することによって、遠回りを回避する道だってあると思うんです。

まあニキさんの場合、その遠回りだって糧になってますけどね。でも、説明に対する配慮は必要ですね。ところでニキさんは、教育現場でのメッセージを読み違えた、というか読み切れなかった、というか、そういう経験をしたわけですが、家庭ではどうでしたか？　今になって気づくことはありますか？

定型発達の人は忘れっぽいから、悪いことをすると「あとでお仕置きするよ」って言っても忘れてお仕置きしないことがあります。そういうとき混乱しますね。

私は直に言っちゃっていたみたいです。「いつ？　今？　するなら早くしてくれないと忙しいし」って。それもまた生意気な子どもですね。かわいくない（笑）。

「ラッキー！　忘れてくれた」とは思わないんですね。「予告と違う」と思うんですね。献立表通りの献立が出てこなかった、みたいに感じるのですね。

そうです。それと、母が何か探し物しているとき、いっしょになって探しますよね。それで私が見つけなくても見つかると「あった、ありがとう」とか言います。そのとき、私は見つけてないのに御礼を言われるなんて、私はもしかして「見つけた振り」をしているのだろうか、だまそうとしているのだろうか、とか思ってそれがまた罪悪感の元になったりしました。

私は自分が何かの振りをしていたり、誰かをだまそうとしているのなら、はっきり自分でわかります。自分が歩いているとはっきりわかるのと同じように。だから、そういう疑問は持ちにくいですね。でもニキさんは「自分の身体はどこからどこまでか」、とか、「自分は歩いているのか」、とかに関して確信持っていないのと同じように、「自分が自分でないものの振りをしていない」、という確信も持ちにくいのですね。

考えてみたら、感覚の違いが元で誤解された経験が関係してるのかもしれませんね。たとえば、打ち身が痛くないと、泣かないのをほめられることもありますけど、逆に、翌日になってから青アザを見つけられて、「なぜ隠していたの?」って叱られたこともあったんですよ。立入禁止の所で遊んでいて落ちたから、言えなかったんじゃないかと思われたらしくて。

かわいがられても怖い理由

ということは家の中にあっても、割合びくびくしていたんでしょうか？

母のことは怖かったですね。でも小さいころは、その割にちっともびくびくしてませんでしたよ。性格が楽天的なせいか、感情がコマギレで移り変わりが激しいせいか、前後の脈絡の記憶が悪いせいなのか。むしろ横着というか懲りない子に見えたと思います。微妙なニュアンスがわからないから、やんわり注意されても気づかない。だから、知らずにエスカレートして、とうとう大声を出されたところで驚いて大泣きするとか。それが、びくびくするようになったのは、十歳すぎてから、少しは状況がわかってきてからです。母はかわいがってくれてたし、私も母が好きではあったんですが……。いまだに母に叱られるのが怖いです。

ちなみに、私の場合は、何でここまでかわいがられるのかがわからなくて怖いです。

かわいがられるのはきっと、親と子の間柄だからですよ。つながっているからです。ニキさんのおうちだってそうでしょう。でもニキさんのお母様はまだ、ニキさんが三十代になってから自閉スペクトラムの診断を受けたことも、自閉スペクトラムの翻訳家ニキ・リンコとして活躍していらっしゃることもご存じないんですよね？

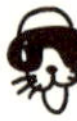

はい。自閉の特徴について、よそのお母さんたちには一生懸命説明するんですが、自分の母親にだけは言えない、お母さんに怒られる、って思ってしまいます。藤家さんのご家族も藤家さんの身体がときどきなくなることをお気づきにならなかったそうですが、私は身体がなくなったとき「自分の親にだけは見せられない。怒られる」と思ってしまいます。

なぜ怒られると思うのですか？　これだけ立派に仕事をしているニキさんのことを、きっと誇りに思われると思いますよ。何が怖いんでしょうか？

そうなんですよねえ。ニキ・リンコとして活動しているとは言ってないけど、翻訳をしてることは言ってあるし、私がかなり忙しいことも知っているので、よく働いてることは誇りに思ってくれてるんですよ。「怒られる」っていうのは、私の方で声の表情の区別ができないものだから、いろいろいっしょくたにしてるんだろうなあ。これ、音質のこともあるんですよ。私っ

てキンキン声でしょう？

よく響く声ですね。

母の声と私の声は似ているらしいんです。その声が、どうやら音質的に怖かったらしいです。母は情熱的な人でした。その情熱で、私を守ってくれたところもいっぱいあったと思うんです。でも情熱的な人って、声の高低が激しいですよね。それが怖かったです。

でも、母親の声ですよね？　音質的に怖いから怖い、っていうのはやっぱり私たちと違いますね。

浅見さんは、誰かの声が好きとか嫌いとかないですか？　私はあります。

歌手とか、声の音質が好悪を決める大きな要素になっている対象ならあるかもしれませんけど、自分と生まれつきのつながりのある人を「声の音質」で好きになったり嫌いになったりはないですね。怖くなったりもないです。必ずしも自分の親が好きな人ばかりではないと思いますが、声の好き嫌い以前に人間性の好き嫌いで決まると思います。

そうですか。初めて知りました。

そう言えばニキさんは、こういう声は怖いとか、こういう肌の色つやは怖いとか言うことがありますね。それが一般的な美醜とは違うところで。それって藤家さんが食べ物に関して「単色のものは気持ち悪い」とかいうのと同じように、生理的なところがすごく大きいっていうところでしょうか？

そうかもしれません。

定型発達の人はそういうことないのですか？

生理的な好き嫌いはありますけれども、多分、自閉スペクトラムの人より他の要素を優先させているんだと思います。

だって、そんなこと言ったら、私、母の声よりもっと怖いの、私の声なんですよー！
でも、それでもべらべらとしゃべりすぎるのをやめないんだから、自業自得です。だれにも文句言えません。簡潔に要点を言えばいいのに、うるさくて。あと、固い物を落としたり、積んであったCDが崩れたりして、甲高い音が響くと、母がいないのに、母に怒られた！　とまちがえることもありますね。音が大きいと、内容まで聞こえてない。

内容まで聞こえていない、とは？

スピーカーだって音量を上げすぎれば音が割れて、歌詞は聞こえにくくなるでしょう？
それに、びっくりするのに忙しくて、内容を聞き取る余力が残りません。あと、私の場合は、聴覚と痛覚の混線だと思うんですが、ある種の甲高い音や声がすると、額の左側がピリッと感電みたいになってたんです。おかげで、メガネが見つかった、お菓子がおいしい、と母が大声を出すたび、痛くて手でかばってました。母は体罰反対派だし、どうしてもってときもお尻だったはずなのに、私はまだ、額の左を手でかばう癖があります。この混線はもうないんですけどね。

その恐怖感が未だに続いているのですか？

あと、これは就学前健診のときだったのか、保育園の懇談のときだったのか、母の記憶があいまいなのですが、とにかく大勢の子どもを見る立場の人に「ＩＱには問題はないけれどもどこかふつうと違ったところがある。詳しく診てもらってはどうか」と言われたそうです。そこで母が「この子はＩＱが高いんですから！」とがんばって、結局、私は私立の小学校に進むことになりました。どうも、情緒障害児学級を勧められるのを避けるためだったようです。この話はかなり大きくなってから聞いたんですけど、母は「やっぱりおかしくなかった。私が誤解から守ってやった」と胸を張ってましたし。そんなこともあって、つい、「やっぱり自閉だと怒られる」って気になってしまいます。だから、自分がニキ・リンコであることも言えなくて。

根が深い問題ですね。お母様はお母様で愛情があってやったことだと思うんですが……。

あと、そういう体験があったせいか、親もことさらに「健常児」を強調していました。何かできないことがあると「健常児のくせになんでできないの！」とか怒られました。私は当時、自分に障害があることを知らなかったけれども、それを聞いて健常児であることを申し訳なく思っていました。

そこにも罪悪感を感じていたのですね。ニキさんの強い罪悪感は、生まれ持ったものに加えて認知の偏りとか環境とかがあってますますはぐくまれてしまったのですね。

脳汁の状態が悪くなると、真っ先に感じるのは罪悪感です。

私の場合は怒りですね。他人に当たるから、ニキさんより他人迷惑ですね。私にとって、怒りに一番効果があるのは定期的な運動です。運動していない時期より運動している時期の方が圧倒的に精神が安定しています。そういうこともあって、エイメン博士の理論が腑に落ちるんですが。

罪悪感というのは攻撃性が他人ではなく自分に向いた状態ですから。

他人の目を気にする、ってどういうこと？

母ががんばってくれたのはわかるし、ありがたいとは思ってるんです。当時の特殊学級だったら、教科学習の面でチャンスをたくさん逃していたかもしれませんしね。今だからそれもわかりますけど、でも小学校、中学校のころは、特殊学級みたいなものにあこがれがありました。もっとも、学校には特殊学級がないから、テレビやマンガからの想像なんですけどね。まだ、自分にそんな経緯があったとは知らなかったんですが、「ていねいに説明してもらえて、わからなくなったら質問できるんだろうなあ、いいなあ」なんて。親の心子知らずってやつで。

そのときの親御さんにとっては難しい決断だったでしょうね。今より情報もなかったし、偏見も強かったし。

私、自分の子どもに障害があるのに、その障害について勉強しない親御さんたちのことを不思議に思っていました。昔に比べてこれだけ情報があるのに、どうして勉強しないんだろう、って。それで自助団体で活動していらっしゃる方にその理由を聞いてみたら、「障害を認めたくない親もいる」っておっしゃってました。

藤家さんなんかには、信じられない理由じゃないですか？　自閉の人って、うらやましいことに「他人の目を気にする」っていう感覚とは無縁だから。自閉の人は世間の常識にとらわれない分、「障害があれば対処法を考えればいいんだ」って極めて実質的に考えられる、っていうメリットがあると思います。でも定型発達の人はそうは考えないんですよ。「この子に障害があるなんて言ったら、世間（or身内）はどう思うだろう」なんて思うと、その事実から目を背けたくなるんです。

そのためにも、自閉がそんなにかっこ悪いものじゃないって知らせなくてはいけない。

そうですよ。ニキさんみたいに、ご自分では「もう一度自閉っ子に生まれたい」って思っているのに、未だに親御さんには打ち明けられない、ていうケースはもう私たちの世代でおわりにしたいですね。……あ、とは言っても、ニキさんに「親御さんに話しなさいよ」って強制しているわけじゃないですよ。ニキさんはだんなさんという生涯の伴侶もいるんだし、別に親に何もかも打ち明けなければいけない、とは思いません。ただいくら過去の経緯があっても、今のニキさんがこうやって有意義な活動をしていることを知ったら、親御さんは誇りに思うはずだ、とは断言しますけど。

浅見さん、うちの親のこと知らないからそんなこと言うんですよ。

そうですかね。親だって中年を過ぎても精神的に成長するし、許容範囲も大きくなるんですよ。子どもが自分の思い通りの道を進まなかったことに最初は腹を立てるけれども、やがて許して、子どもが自分の選んだ世界で生き生きとやっていれば「よかったなあ。いろいろ悩んだけど」っていうことになるもんですよ。場合によると、自分が望んだ道を歩かなかったことなんてすっかり忘れて喜んでいることだってあるんですよ。

働いてることは喜んでくれてます。留年とか中退とかいろいろあったけど、向いてる仕事が見つかって良かったね、って。でもそれだけにかえって、言ってどうなる？　って気もしてくるんです。小さいときの私はどっちかというと、トラブルを起こすより、一人でかかえこんで困ってる、隠れて泣いてる方が多かったんですよ。一方、母は、不安だと「何でもない」と思いたいだろうし。今さら「実はこんなに困っていました」なんて言われてもつらいだけでしょ？　ああそうか、私が母に打ち明けるのが怖いのは、もしかするとそのときのリアクションで甲高い声を出すのがわかっているからかもしれません。不安なときって、声が高くなりますからね。声を高くしないのなら、打ち明けてもいい気がしてきました。

あはははは。っていうか、笑い事じゃないですけどね。

せっかく自分の特性を知ったんだから、双方が楽しめるところでつき合えるよう、うまく提案すればいいんだと思うんですよ。その方が仲良くできるでしょう？　たとえば、「美術館ではみんなが静かにしなきゃいけないから、美術展に誘おう」とか。でもサーカスは無理ですね。興奮して声を上げるだろうから。

愛情があるとかないとかとは別の次元の話ですね。

異文化コミュニケーション

親が成長するっていえば私も、親がまだ若くて今よりも枯れていなかったころ、職場の愚痴を言うのを聞いて真に受けていたことがありました。

まだ枯れていないって？

若い頃って、元気はつらつだったり、物事にがむしゃらに取り組んだりする傾向ありますよね。でもある程度の年齢に達すると、限界も見えてくるし「ほどほどにしておこう」と思い始めるじゃないですか。

みんながみんなじゃないかもしれないけど、だんだん自分の限界を受け入れられるようにはなるかもしれませんね。

うちの親も、そういう心境に至った年齢があったんです。ちょうど今の私くらいだと思いますけど。でも、会社の若い人はまだ、青臭く一生懸命やって、それを前面に出しているわけです。親もまだ枯れきっていないから、そういう人たちを見て複雑な心境にもなったんでしょうが、「早くわかればいいのに」とか「一生懸命やっているからって、アピールするのはかっこ悪い」みたいなことを言っていました。それで、私が相づちを打つだけでやめておけばいいのに、私はまた、オウム返しするから……。

ニキさん、最初に翻訳家目指したときに、クラスメートに比べて自分が誰の目にもわかるほどがむしゃらにがんばっているのを「かっこ悪い」と思った、って言ってますよね。それって、やはりそのときの影響をまだひきずっているのでしょうか？　「自閉は急に止まれない」なんでしょうか？

そうかもしれません。それに、たとえばその悪口の相手が職場の「田中さん」（仮名）だとすると、自分の組の「田中さん」をいやな子扱いしたり、そんなこともしてました。

親だって人間だから、子ども相手に愚痴を言うこともあるけれども、言葉のある自閉スペクトラムのお子さんが相手だと影響が大きいですね。

浅見さんの親御さんは、愚痴なんか言わなかったですか？　子どもに対して。

もちろん愚痴はたいていの人が言うと思いますよ。でも、まともに聞いてないですからね。「またぶつぶつ言ってる」で終わりですから。だから影響受けないんですよ。

そうですか。自閉の子の場合は、まともに影響受けちゃうんですよね。真に受けるだけじゃないんですよ。理解力も足りないからとんだ誤解をして、その誤解を真に受けるんです。本当は意味のわかってないこともぺらぺらと口にするから、大人はつい「この子ならわかるだろう」と思ってしまうのかもしれませんけどね。

ニキさんも藤家さんも知的に優れた方だし、言語を使って仕事をしているくらい言語能力はあるわけだけど、一緒に仕事をする立場として、わかりやすい説明は心がけるようにしています、私。やはり、異文化に生きている人だから。世界の切り取り方が違うから。

言葉をしゃべるからといって過大評価をしてもらうと、それがかえって仇になったりしていることがあるんです。

私がお二人とのおつきあいをおもしろがっているのは、もともと外国語を学んだり異文化に興味を持っている人間だからなんだって、最近気がついたんです。

もっともっと異文化に興味がある人に増えてほしいですね。自閉の世界観って、ちょっと知るとおもしろいはずですから。

春はあけぼの

荒れる
大阪場所ー

それは
大阪上空の
気流にのって
発生した

おすもうさんたちが
町に満ち溢れる
季節…

大阪の
おすもうさんは
上空で発生しー

東京の
おすもうさんは
ハウスものが
あったりするー

…なんて
ハズはないんだけど

東京で
おすもうさんを
見かけるとー

どうしても
頭の中が
春になって
しまうんですね〜
これが

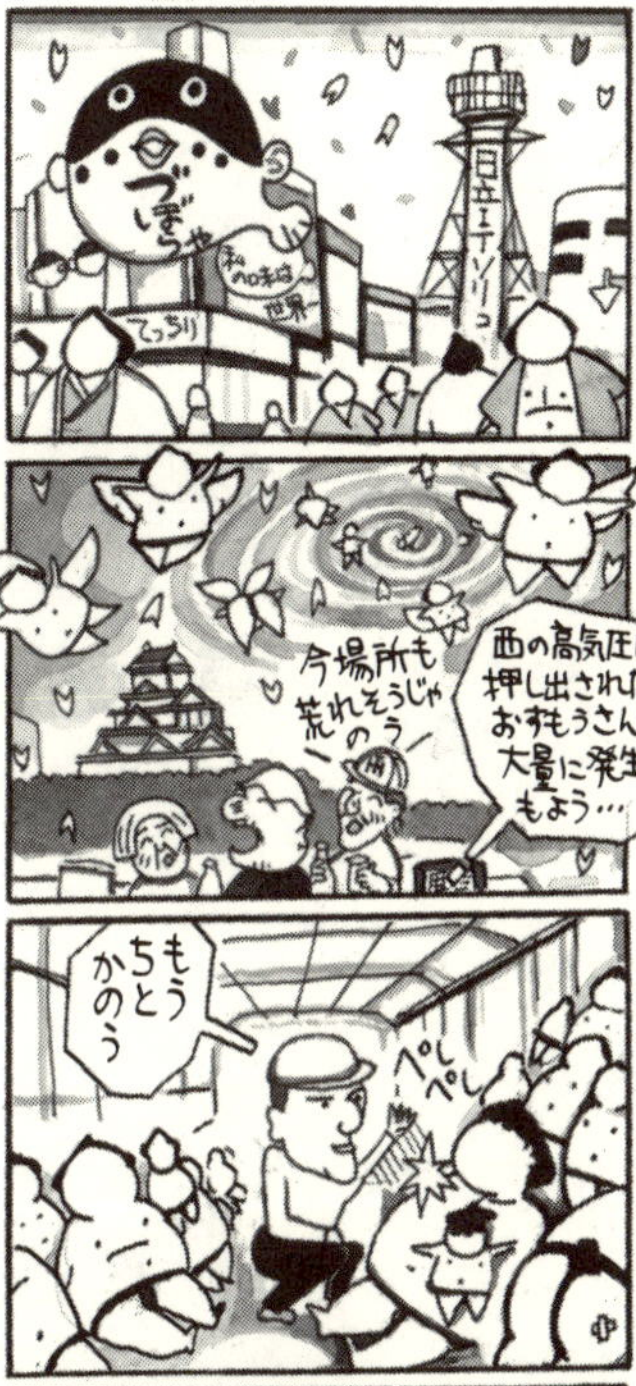
づぼらや
てっちり
今場所も荒れそうじゃのう
西の高気圧に押し出されたおすもうさんが大量に発生するもよう…
もうちとかのう
ぺしぺし
あおお

東京って ほぼ四季を通じて
力士の生息している場所ですもんね

はあ〜 どすこい どすこい！

藤家ちゅん平
脳みそはー
田中麗奈と

ダルビッシュ…

そして
常盤貴子との
顔の違いを

容易に
認識しない
という…

“ええっ!?”
と驚く
そこのあなた!

ためしに
顔のパーツを
線にして
分解すれば…

これが
ちゃ〜んと
似て見えるん
ですな〜

ものごとには
それなりの
理由があるという
お話でした…

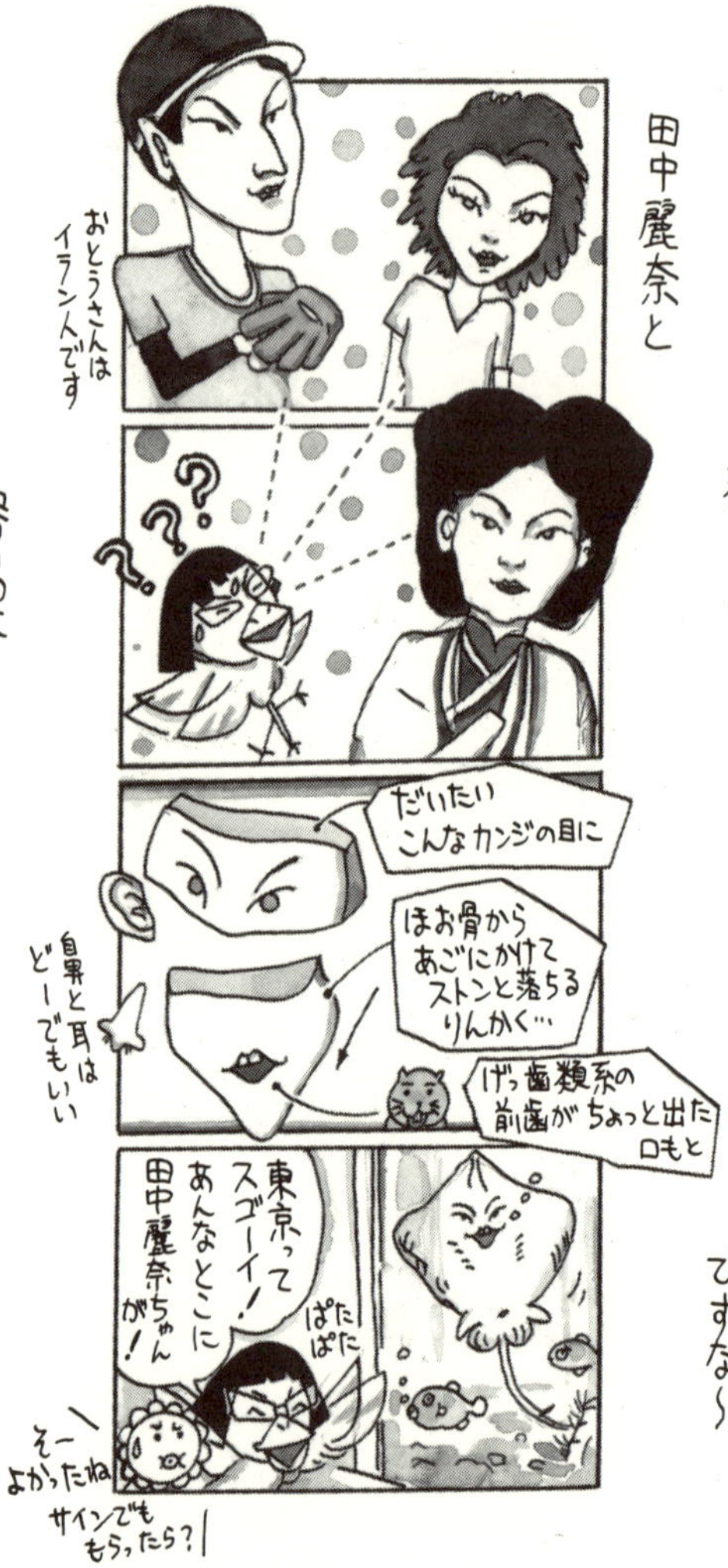
おとうさんはイラン人です
だいたいこんなカンジの目に
ほお骨からあごにかけてストンと落ちるりんかく…
げっ歯類系の前歯がちょっと出た口もと
鼻と耳はどーでもいい
東京ってスゴーイ! あんなとこに田中麗奈ちゃんが!
ぱたぱた
そーよかったね
サインでももらったら?

4コマめはフィクションです
ねんのため…

第三部

自閉の生活法・序論

ニキ・リンコ インタビュー

エキゾチック・ペットの飼い方

さて、ここからは三十代になってから診断を受けたニキさんに、自閉者としての生活上の工夫をインタビューしていこうと思います。ニキさんの言葉で言えば「エキゾチック・ペットの飼い方」でしょうか。

犬とか猫とか比較的飼育方法が知れ渡っているペットが定型発達の人の育て方だとすると、私たちはエキゾチック・ペットです。宇宙ワニとか（以下略）みたいに。だから手探りで飼い方を学びながら生きていかなきゃいけないんです。その辺がハンディキャップですね。

ニキさんもまだ試行錯誤しているんだと思うのですが、それでもアスペルガーという診断によって自分の脳みその癖を知ってから、ずいぶん手がかりが得られるようになったんじゃないですか。

そうですね。

耳栓とかサングラスで防備する、っていうのも一つの「飼い方」ですよね。感覚過敏があるんだと認識した上で防御するんだから。

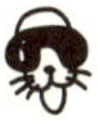

そうです。問題は自分の過敏さを認識するところから始まります。デフォルトだから気づきにくいんですね。定型発達の人がラクをしているのも知らないし。自閉という診断が下りる前だと、感覚過敏のことも知識として知らないから、自分がだらしないんだと思って根性で治そうとしたり、あと私の場合だと「伝令」がうまく働いてくれないこともあるんです。問題が起きているのに気づかないんですよ。

それは見ててありますね。尿意に気づきにくいという問題もあるし、がんばりかたも客観的に見るとキャパ超えているのに、本人は気づかずにがんばっている。でもダメージは「ポキン」っていう感じに一挙にくるんですよね。私たちと違って。たとえば疲労が蓄積すると、定型発達の人の場合「ああ、疲れた、寝よう」って思いつけるところを思いつけなくて、張り切り続けて、それでいきなり手足が動かなくなったり。

まあ、張り切ってるからといって、必ずしもがんばってるともかぎらないんですけどね。というか、私が四十時間とか寝ないで働いちゃってたのは、楽しくて「やめられない止まらない」になってた面もあるんです。私の経験では、盛り上がってるときの方が危険ですね。だってそうでしょう、楽しいことをやめるのは定型発達の方も大変でしょう？　まして、「自閉は急には止まれない」ですから。
　この辺、性格っていうか、気質の影響も大きい気がします。藤家さんも私も、「自閉」と「ほわんとした性格」っていうのが重なっていますよね。そうすると、自分の（身体）能力とかキャパを実際以上に過信して無理するかも、という気がします。

なるほどね。それは見てて感じますね。

たとえば私も昔、同年代の人が日本中列車で旅行していたりするのを見て、やってみたりしました。二週間全国縦断列車の旅とか。それは行けるんですが、そのあと二ヶ月寝込んだりするんですよ。ということは、やっぱり体力的なキャパが少ないのにもかかわらず自分でわかってなかったんだと思って。「人がやれるから自分もやれる」って思ってしまうんです。それで破綻する。

なるほど。でも最近は、だんだんわかってきたんですよね。

二十代の頃は本当にわからなくて、目算誤って失敗ばかりしていました。だから、年齢とともに生活法も多少は進歩したかなっていう感じです。

食いしん坊というモチベーション

ニキさんはたまたま幸い食いしん坊だから、偏食の問題はクリアしていますが、睡眠とか食とか、体力に直結しているところに問題を抱えていると、社会生活を送っていく上でつらいですよね。

食は私も問題を抱えていますよ。嚥下に緊張するので。食べるってけっこう高度な作業で、それをやっている間は集中しないといけないくらいの作業ですよ。食いしん坊なので、モチベーションが強いからやってられるんです。

「ずっと『普通』になりたかった。」の著者グニラ・ガーランドさんは、歯の感覚過敏があったと書いていますね。だから噛むのが苦痛で飲み込むしかなかったのに、周りの大人はよく噛めと言った、と。歯の感覚過敏っていうのは想像しにくいですからね。でもあれを読んだとき「偏食」と思われている子の中に、本当は「食べるという作業がつらい」のに偏食と誤解されていることもあるんじゃないかと思いました。

ありえますね。私にとっても、食べるっていうのはかなり難易度の高い作業ですから。よく噛んだほうがいい、っていうのは、その方がお行儀がいいっていうことでしょう？

違うと思いますよ。よく噛んだ方がこなれて、胃に負担がかからないからよく噛め、って言うんじゃないでしょうか。

ああ、そうなんですか。私の場合、あまり噛みすぎない方が恐怖が避けられるんですよ。

なぜですか？

噛みすぎてリキッド状になってしまうと、気をつけないと入れるところ間違えて気管に入ったりしそうで。適度な塊の方が安心なんです。

なるほどね。それも「エキゾチック・ペットの飼い方」ですね。大部分の子には「よく噛みなさい」と言った方が健康のためにいいけど、リキッド状になりすぎると誤嚥の恐怖があるニキさんのような人もいるんですね。

実際には、食べ物や飲み物の誤嚥はそんなに多くなくて、むしろ何もしてないとき、特に眠ってるときのヨダレの方が多いんですけどね。夜中にヨダレでむせて目がさめるときって、寝ぼけてるせいもあるんでしょうけど、すごく怖くて。それに、あとになって熱が出ることもあるんですよ。

よく噛む、を徹底しない方が、全体のＱＯＬは上がるというわけですね。

ただ、噛むふりはした方がいいみたいです。怖いから噛まないのとは別に、単にひどくお腹がすいているからってがっつくこともありますよね。そんなとき、空気をいっしょにのみ込んでしまうんです。胃がぱんぱんにふくれ上がって、ひどく痛みます。こっちはけっこう多いトラブルなのに、いつも忘れてしまうらしく、ちっとも恐怖感がないし、だから気をつけません。おかげでしょっちゅう痛い思いをしています。これを防ぐには、「気がついたらひどくお腹がすいていた」という状態を作らないことが一番いいんですが、なにしろ、時間を忘れてはまり込むのは私たちの得意技ですからね。気がついたらすぐに食べられる物を置いておくとか、こまめにおやつをつまむとか、工夫するしかありません。

トイレに行くのを忘れるとか、歯を磨くのを忘れるとか、食べるのを忘れるとかって、自閉スペクトラムの方はよく言いますが、どうして忘れられるのか本当に信じられないです。いくら楽しい時間でも、忘れられないですよ、私は。

本人を信用していいか

食と同じように、住むところとかも、自閉だからこそ人一倍気をつけなきゃ、きっちり選ばなきゃっていうのがあるんじゃないですか。ニキさん最上階にこだわってますよね？

階上に人が住んでいる経験もしたことがあるんですが、今思ったら、家の中で、打撲とか多かったですね。あと、ヨダレの誤嚥も、低温やけども多かった。いろんな要因があるのだから、音のせいだけとは決めつけられませんが。

ニキさんや藤家さんを見ていると、自分で「大丈夫です」って言っていても思わぬところに不具合を生じている気がするんですよ。たとえば、打ち合わせしようと思った場所に騒音があって「ここで大丈夫?」って訊くと「大丈夫です」とか言って、とりあえずきちんと打ち合わせできていても突然手足が動かなくなったりとか、その夜高熱出したりとか。「あ、本人を信用すべきじゃなかったな」ってあとで気づいたりするんですが。失礼ですかね? 「本人を信用すべきじゃなかったな」って。

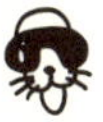

「本人の判断を信用する・しない」ってのは、何層もの問題なのでややこしいですよね。私とか藤家さんなどは診断がついてから日が浅いですから、子どものときから療育を受けてきた人たちが十何年かけて積み重ねてくることを、早送りで再生してるようなところがあって、必ずしもこれが典型例とはいえないと思うんですが、まだ今は過渡期ですので、成人後に診断される人は当分、出つづけますよね。

私も藤家さんも、末梢からの情報の収集や処理がヘタな上に、気質までが楽観的ですから、知らずに無理をしやすい条件が重なっているのは確かです。ただ、「自分は感覚が鈍いこともあるんだ」「自分は見通しが甘い性格なんだ」ということを、常日ごろからしっかり自覚できていれば、「また例のアレになってない？」ってリマインドしてもらうだけですむんですよ。すでに知っていることが、一時的に混乱して見えなくなっているのを、〈声かけ〉で思い出させてもらうわけですから、これは人に強制されるのとはちがいます。いわば、判断が怪しくなったときに備えてあらかじめ情報を預けておき、それを引き出すようなものです。私が今、診断六年、就労六年で、ちょうどそろそろ、これを覚えはじめたところです。

ことば遊びみたいで恐縮ですが、「自分の感覚はそうそう常には信用できないな」という本人の自覚を、信用してあげるということですね。

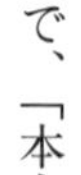

その上で、「本人が大丈夫だって言っていても大丈夫じゃないことがある」ってまわりの人がわからなきゃいけないわけですね。

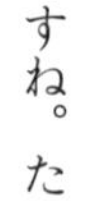

そうですね。ただ、「そうそう常には信用できないな」は大切な情報ですが、「自分の感覚なんて、絶対に信じちゃいけないんだ」「とるに足りないんだ」は、不運な過去から（正しく）

学んでしまった、まちがった俺ルールです。ことばを覚える年齢のころに、周囲が「この子は身体の設定がちがうんだ」と知らなかったら、「そんなはずはない」と言われつづけて育つことになります。

私が「発達障害」の人と交流するようになって感じたのは、そういう身体の設定の違いですね。それをまわりがわからないと、負担が大きすぎると思いました。

前の章で、「定型発達の人は、自分が相手をだまそうとしているなら、ふつうは自分で気がつく」と言われましたが、私はどうもそこの自信が怪しいんですね。知らずに失敗すると「わざとでしょう」と叱られ、本当のことを言うと「嘘をついた」と叱られ、ふつうにしていると「わざとらしい」と笑われ、まじめな発言は「へたな冗談」と軽蔑されるのが、起きている時間じゅう何十年と続くのですから、「多数決により、自分の直観は取るに足りない」と結論づけたように思います。ここで、反対に「外野の言うことは一切信用しない」と決めてしまい、役に立つ助言まで拒否するようになって損をする人もいるんでしょうね。

設定が違うから同意が得られにくいんですね。

逆説的なんですけど、「自分は不快や疲労について、感覚が鈍いことがあるから、信用できる人を選んでリマインドしてもらおう」「顔は自分では見えないから、だれかに顔色を見てもらおう」とかいう発想ができるようになるためには、まず「自分の直観は取るに足りない」という俺ルールから抜け出さないといけません。自分の感覚を信じられないと、「きっと本当は疲れていたんだろうに、あのときは、平気そうな気がしてしまった」という記憶を信じることができません。「疲れていれば、ふつうは自分で気がつくはず」という定型発達の俺たちルールに、また多数決で負けてしまいます。これじゃいつまでたっても「自分は疲労や不快の判断がヘタである」という便利な認知をゲットできません。
「本人の言うことを信用する・しない」というと、この二種類の意味があるので、その辺が混同されやすいんじゃないでしょうか。

なるほど。

「本人の意思」っていうと、中身も種類もチェックしないで即、「よいもの」「尊重すべきもの」と決めつけるのって、手抜きなんじゃないかって思ったり。

その通りですね。

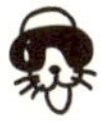

本人に選択させようと思ったら、専門家や親は大変ですよね。選択の練習にもつき合わないといけないし、選択の妨げになる俺ルールからは脱出させないといけないし、選択の参考になる情報を与えなきゃいけない。で、この「参考になる情報」の一つが、「感覚は、信用できないこともある」というわけです。

お年寄りが就寝中に低温やけどをしないよう、気を配る。糖尿病で足の感覚が失われた人なら、足に外傷がないかまめに観察する。そういうのを主体性の侵害とはふつうは考えませんよね。「感覚が鈍いことがある」という情報を、活かしていると考えます。

私などは「平気でぇす♪」と言っておいてばたっといく方ですが、そういう問題のない人もおおぜい知っています。また逆に、もう少しくらいがんばれるときにも「無理、無理」と騒いでチャンスを損するタイプの方もいらっしゃるでしょうね。もっともな理由があって、俺ルールができちゃったのかもしれませんね。

自閉のすみか

よくわかりました。ところで、ニキさんもたびたび引っ越しを経験されていますが、自閉の人が大人になってすみかを選ぶときにはどういうことに気をつければいいのでしょうか？

建物の遮音性とか、徹底的に調べた方がいいと思うんです。その結果お金が余分にかかったりするのが不利だな、とは思うんですが。だからこそ、生活できる環境を整えられるよう、仕事面の援助は大切だと思うし、まだ仕事ができる状態じゃない時期には、経済的な補助もあってほしいなあと思うんです。それと情報提供。私なんかは楽天家だし自信過剰な方なので「これくらいなら我慢できる」、と思うこともあるんですが、それがまた誤解だったりするんです。逆に、うるさいくらい「こんなのは無理」って言う人がいたら、せっかく無理ってわかってるのだから、信じてあげてほしいです。

「ちょっとくらいうるさくても我慢しよう」っていうのが定型発達の発想です。私も身近に自閉の人がいないと、そう言っていたと思います。でも実際に不具合を起こすのを見ている

ので……。出費に関しては、生活全般の機能レベルが落ちるよりはいい、と割り切るしかないですね。

多数派（定型発達）の人向けの一般論を真に受けると、なおさら「これくらいなら我慢できるはず」と思っちゃうから危ない。

そうですよね。できると思っても、騒音の与える意味が定型発達の人とは違うでしょう。定型発達の人が「うるさいな」で済む場面でも、自閉の人の場合、騒音のために生活全般の機能が落ちたり、精神的な不調を来したりしますよね。その割に、住むところを選ぶとき、割合安易に決めたりすることもあるのでそれが不思議なのですが。それでその結果長い間苦しんだり。引っ越しなんてそんなに容易にできないから。

安易なんて言わないでくださいよぉ〜。安易に見えるかもしれませんが、あれは恋なんですってば。偶然見つけた物件に、恋をしてしまったりするんですよ。そうすると「これしかない」と思いこんでしまうんです。まあ、あとになって客観的に見たら、こだわりの理由はすごく細かいポイントだったり、通常の条件とは別のポイントだったりするんですが、それはそれでなにかしら意味はあるんです。だから、成功だったらとても幸福ですよ。でも、自分の感覚では実は、受け入れられる範囲がとても小さいのに、恋に落ちると、他の選択肢を探そうという発想を受けつけなくなっちゃって。だからこのごろは、一般的な意味でいう「条件」に合うものしか、図面を送らないでくれって言うようになりました。目に触れなければ苦しい恋をすることも、泣く泣く別れることもありませんから。

まわりがお節介なほど介入した方がいいんでしょうか？

私も親元を出るときとか親のお節介がうるさくて追い返したりしましたが。

それは、定型の子もやると思いますよ。

でも結果から見ると、介入してもらった方がいいような気がします……。どうなんでしょう？　困難を抱えているのに、その困難さに気づきにくいという困難も同時に抱えているので。
私は自分のこと頑強だと思っていますが、浅見さんから見るとそうじゃないわけでしょう？

ちがいますね、明らかに。

それでも、介入することには戸惑いもあります。私はニキさんと大人になって、仕事仲間として出会ったから、大人対大人として、相手の意思を尊重するというあたりまえのスタンスをとりたくなります。でも何か訊くと「決めてもらった方がいい」という答えが多いですよね。それに、「大丈夫大丈夫」と言いながら突然倒れたりするのを見ると、「ああ、止めておけばよかった」とか後悔するし、こっちも。

大丈夫です、どうしても大事なことは言いますから。ただし、自分で大事だとわかっていればですけどね。私が仕事で「そちらで適当に」と言うのは、分業してる感覚なんです。情報を集める時間が惜しいとかね。大事じゃないことまで決めてると、大事なことを決める余力が残らないでしょう？　決めるのもけっこう大変なんですよ。さっきの食事の問題に関してですが、グニラ・ガーランドさんも男の人と同居するとき、「これで一人前の食事の量がわかる。食事の時間がわかる」って思ったそうです。時間とかお金とか、そういう生活に大切な要素の概念もつかみにくいので、ヒントのつもりで最初に例を決めてもらった方が、大きな失敗にならない気はします。強制とか束縛とかではなく、そこから足し算引き算していく、スタート地点みたいな感じですね。

一人の大人と認めていても、ご本人のためにはたとえ相手が大人でもある程度枠組みを与えたり、決めてあげたりした方がいい場面もあるのですね。

たしかに、障害者の歴史を見ると、介助する人々の都合や、国の予算の都合で大切なことを決められてきたのは本当です。そんな力関係を変えていこうという先人たちの努力があって、今も続いています。それはまったく正当なことだし、私も応援しています。でもその一方で、健常者どうしの、商業的なサービスの場を見れば、「旬のシェフおまかせコース」で珍しい食材が食べられたり、趣味の道具でも「これだけそろえば始められる、スターターキット」があったり、旅行代理店に希望を伝えたら、宿を探してもらえたりしますよね。そういう「お見立て」のサービスに人はお金を払っています。そういう形でなら、「決めてもらう＝主体性の放棄」とも限らないんですよ。依頼しようと決めるのは本人だし、勧められたものも最終決定じゃなく、そこから手直ししていったっていいわけですから。

　でも、これを利用できるようになるためには、下準備がいります。おまかせコースでも、「これだけは食べられないので抜いてください」と伝えたり、スターターキットでも「左利き用でなきゃ」って気づいたりするにも、いや、それ以前に、「お勧めサービスを利用してみよう」という気になるためにも、それまでに、失敗しても損害の少ない場で、ささやかな失敗経験をたっぷり積んでおかないと。だから、援助する側も、この方がかえって手間ひまかかるかもしれませんよ。

★介入について

［後日メール］浅見さんへ　ニキより

本当は、そのときになってから介入しなきゃいけないような状態を、そもそも作っちゃいけないいんですよね。私の場合は、家を出たときはまだ、自分が地球外生物であることを知らなかったわけだから、しかたがなかったんですが。

本当だったら、家を出る何年も前から、自分の感覚的な得意不得意、価値観、優先順位なんかを確かめていく作業を意識的にやるよう、うながしてやることが必要だと思います。あと、いろいろな建物、いろいろな居住環境を見学してみることも。親戚やお友だちの家に泊まる、たとえ泊まらなくても、見せてもらう、できればそこでお手伝いをして、家とはちがう設備や道具を使ってみる。

もちろん、よそでお手伝いをしようと思ったら、それまでに、家でしっかりできるようになっていなくては無理ですけどね。

こういう準備には、親、家族以外の協力があった方がいいと思います。家族だと、「わが家ではこれが当たり前」という、集団俺ルールがじゃまになるでしょう?

一番いいのは、発達に偏りのある若者どうし、集団で、授業みたいにこういう考察をやるって形じゃないかなあ。「人のニーズはいろいろ」ってことがわかりやすくて。

定型発達の子どもたちだったら、家に親戚のおばさんや親の友人がきて、「リフォームでここが失敗した」とか「今度はこんな掃除機に買い換えたい」とか言ってるのを何となく小耳に挟んだりするだろうに、自閉の子はこだわりのゲームとか工作とかに熱中していて、取りこぼしてしまいますから、わざわざ考える機会が必要になると思うんです。

まあ、私や藤家さんのように、診断が遅れた場合はしょうがないですが、介入という形がいいかどうかは別として、何らかのセイフティ・ネットは必要だと思います。ただ、そこで割り込んでくるのは、できれば親じゃない方がいいような気がするんですけどね。感情の面でも距離が保てるし。そういう専門家がいてくれたらなあ、と思います。

そして、たとえば物件選びで介入するなら、「恋に落ちる」前じゃないとダメだと思います。「恋に落ちて」から反対されると、愛する物件との仲を引き裂かれた悲恋のヒーロー、ヒロインになってしまいますから。回復力や学習能力のある人で、リソースにも余裕があるなら、そのまま失敗してもらう方が結局はいいこともあるかもしれません。回復力がもう一つで萎縮しそうな人とか、現実離れした俺ルールを作ってしまいそうな人、リソースがぎりぎりという場合だとそうもいきませんが。

私はほかの人の事例をいろいろ見てきたわけではなく、自分一人の経験を元に想像してるだけですが。

★すみかへのこだわりについて

［後日メール　追加］浅見さんへ　ニキより

私、確かに暑さには弱いのですが、どうも、単に気温の問題じゃないようなんです。クーラーでいくら空気の温度が下がっても、床や壁、家具が熱い、という状態がつらいみたいです。窓ガラスから入る陽ざしをさえぎるとかなり違いますが、それでも、バルコニーのコンクリートから、床のスラブに熱が伝わってくるんですよ。冬は逆で、床暖房やオイルヒーターが脳に優しいです。気温は大して高くなくても、軀体や大型家具が暖まって、というのが。

だから、昔の土蔵とか、ヨーロッパの石のお城みたいなのが向いているのかもしれません。あるいは、これも賛否両論があってまだよくわかりませんけど、外断熱のビルなんかにも関心があります。これからもっとわかってくるといいなと思ってます。毛穴が痛むから、風を通すのも苦手ですし。

次に、「高くついて不利」つながりで、汎用の部屋が苦手という点があります。

「一つの空間を何とおりにも使い分ける」というのは本当に苦手です。昔の日本でよくあったように、食事がすんだらちゃぶ台をたたんで、夜はそこに布団を敷いて寝る、みたいな空間の使い方だと、何が何だか混乱してしまうんです。

ベッドでも編み物をしたり、食卓が仕事机にもなったり、そういうのができないから、スペースは区切って、きちんと使い分けなくてはいけません。本当は、台所だって、下ごしらえやまとめ調理のスペースと、毎日の仕上げ調理のスペースが別な方がいいのにと思うくらいです。自分が今どっちをしているのか、わからなくなりそうで。

でも、あんまりそれを徹底しようとすると、とんでもなく広い家が必要になり、予算の問題が出てくるし、歩き回るのも大変ですから、どこかで手を打つしかないわけですが。

収納については、まだまだ未知数の部分が多いです。見える方がいいのか、隠す方がいいのか、という点ですね。「見えないものは、ない」なので、隠していると、一つだけ出した物を使い終わったとき、そこへ戻すことも忘れそうで。でも、出していると、用のないときに用のない物に引きつけられて、没入してしまうかもしれない。

「部屋の片づけをしていたら、昔の漫画が出てきて、読みふけってしまった」なんてのは定型発達の人にもあることでしょうが、はまり込む深さと長さのケタがちがいますから。ふと我に返ったら、とんでもない時間が経過していて、しかも、ぐったり疲れていたとか、ひどく空腹になっていたとか。

「想い出の品」をどれくらい取っておくか、どんな規準で取っておくか、についても、定型発達の人とはちがう規準で考えた方がいいのかもしれません。

なじんだ持ち物、見慣れた持ち物をなくしたときの喪失感の深さがちがうかもしれないからです。また、「どんなものが想い出の品になりやすいか」も、もしかしたらちがうかもしれません。どちらかというと、特別なイベントや節目の日にまつわるものよりも、長期にわたって日常に使っていたもの、目にしていたものが「想い出の品」になりやすい気がします。たとえそれが、使用済みの乾電池や、瓶のふたであっても。

そして、こうして取っておいた「想い出の品」を、どんな場所にしまったらよいかも、これから考えていかなくてはなりません。取り出すつもりのないときに取り出して見入ってしまうと、我に返った後で頭がくらくらするし、怖くなることがあるからです。

人によっては、納戸のように、同じレベルで専用の場所がいいのかもしれません。屋根裏部屋や地下室が向いている人、蔵やトランクルームのように、「離れ」でなくてはだめな人もいるかもしれません。私は「昔」っていうとタイムカプセルみたいに「埋める」という感覚があるから、同じ「下」でも地下室ではなくて、本当は、広大な床下収納がわかりやすいんです。近ごろは、天井近くに梁が出ないよう、逆梁工法で建てたビルに、床下を収納にしているところもありますね。そんな家は少ないでしょうから、無理だったら、和室を高床式にしてその下を収納にするとか、収納ベッドや収納ソファを置くといいのかもしれません。

睡眠時間

第一部でも触れましたが、睡眠に関しても困難さを抱えていますよね？ 少なくとも定型発達の私たちの場合、規則正しい生活をした方が生活全般の機能レベルは上がります。ニキさんは睡眠時間不規則ですが、会社づとめではないのでそれでも許されるところありますよね。起きたいときに起きて寝たいときに寝るほうが体調がいいんですか？

そんなことはないです！ やっぱり、規則的な生活の方がずっといいです。でもそれがやりにくいんですよ。

ああ、そうなんですか。

そうです。今、脱施設とかの動きがあるから、もしかしたら時代に逆行してしまっているのかもしれないけど、いつ起きていつ食べていつ寝るかきっちり決まっている施設ってありますよね。疲れてきたり、へこたれてきたりすると、ああ、あんなとこ入りたいよう～とか思います。もちろん、入りたくない人もいるんだろうけど。

施設に定住、じゃなくても、一年に一度断食道場行くみたいに、生活のペースをつかむためにそういう施設に短期で入ってもいいと思いますか？

いいと思います。よく私は原稿抱えてホテルに泊まることがありますが、それは生活のリズムをつかむためなんです。私はホテルの朝食というのが好きなのですが、あれは朝しかやっていません。朝食券買ってあるのに午前中行けなかったら無駄になってしまうので、がんばって起きます。それに、ホテルは一日に一度掃除があるので、その間は外に行かなくてはなりません。

それで漫画喫茶とかに「出勤」します。そうやると生活のリズムができるんです。

なるほどね。そうやって施設に一時入所するみたいな環境を自ら作り出しているんですね。

そうです。周囲や社会の都合で、強制的に収容されたりするのと、自分から求めて、日本語禁止英会話漬けキャンプとか、予備校の夏季合宿とかに参加するのとは別のことだと思うんです。私の場合はあと、夫と旅行するのもいいです。

なるほど。家族とか同居人がいるっていうのは、愛情とはまた別に保護要因となっているんですね。きわめて物理的なレベルで。

そうですね。

エキゾチック・ペット用飼料

ニキさんは食事には苦労していないわけですが……

することもありますよ。食いしん坊は食いしん坊だけど、やはりエネルギー不足で準備ができなかったりすることもあるし。それに、いつ食事していいかわからないという問題もあるし。時間という概念がつかみにくいと。

ああ、そうなんですか。だから食いしん坊なのに、いわゆる栄養補助食品とか持ち歩いているんだ。

安心できますよ、栄養補助食品。

どうして？

箱に書いてあるじゃないですか？　これ何個食べると何が何グラムとれて何カロリーとか。はっきりしているから安心できます。ドッグフードとかキャットフードは売ってるけど、エキゾチック・ペット用の配合飼料ってないでしょう？　だから、明確に何が何グラムとれるかわかる栄養補助食品は安心できるんです。

なるほどねえ。私は真性食いしん坊なので、あんなもの食べるくらいならきちんとした食事をとりたいと思うので、食いしん坊仲間のはずのニキさんがどうして愛用しているんだろう、と思ってました。私は周りに店がいっぱいあるところに生息してるし、自炊または外食またはテイクアウトが手配できないくらいエネルギーが不足する事態にはまずならないので、ああいうものは必要ないけれども、ニキさんの場合「もしも」のときに必要なのですね。

調子を崩してるときは、とんでもないもの作っちゃったり注文しちゃったりしますから。食べられないものだったり、食べたらよけい具合が悪くなったり。選ぶ力が崩れるんでしょうね。それと、非常用の栄養クッキーなんかは工業的に管理されていて味がいつも同じなので、ホームベースになってくれます。味だけじゃなく、重さも、太さも、包装の色も一定不変ですから、安心材料になります。で、箱を並べてながめてうっとりしたりもします。

エイメン先生も、食事の準備っていうのは精神的に不調なときには簡単ではないって書いていましたね。そうだなあ、と思いました。

だから、個数がはっきりした食べ物とかに助けられることもあります。プチトマトとか。朝三つ食べるとか決めると安心ですよね。あと何時に冷凍ブロッコリーを三つゆでて、冷凍ササミを一本ゆでて食べるとか、決めてしまうんです。自閉の人の食事対策には、そうやって個数が決まっているものを時間を決めて、というふうにするのもいいかもしれません。流動食とかも、積極的に取り入れていってもいいんじゃないでしょうかね。あごを動かすのが大変な人もいると思うので。定型発達の人から見たら、流動食頼りの食事なんて健全じゃなく見えるかもしれないけど、栄養がとれるならいいですよね。

そうですよね。食べ物は脳を動かす源なんだから。何もとれないよりは、とれるものを探すという発想も大事だと思います。

飼育係とペットを兼ねる

とにかく、決まっている方がいいんですね。でも、本当に、ここで悩みますよ。

どういう風にですか？

ニキさんがおっしゃるとおり、子どものときに診断がついていると、小さいときから親御さんが障害を考慮に入れた子育てができると思うのですが、ある程度大人になってから診断がついたり、ニキさんと私のように「社会人対社会人」として出会った取引関係だと「意思を尊重しなくては」っていう思いこみみたいなのがどうしてもあるわけです、こちらとしては。でも、「どうしますか?」って訊くと「決めてください」という答えが多いから、いいの？　って思います。くり返しになりますけど。

定型発達の人は、ペットだけやっていればいいじゃないですか。だから楽をしているはずです。しかも飼い方がわかっていて、飼育法を書いた本とかもいっぱい出てるペット。

は？

私の場合は、誰も飼い方を知らないペットをやりながら、飼育係も兼ねてるんです。しかも飼育法があまり知られていないペットで、飼育係は本を読みながら手探りで飼育しているんです。それでいながら、ペットだけやってればいい定型発達の翻訳者とわたりあっていかなきゃいけないわけだから、忙しいんですよ。で、そっちで決められることは決めてよ、って思うわけです。

はあ。そういうことなんですか。じゃあこちらも、遠慮なく仕切らせてもらいます。でも定型発達の翻訳者とわたりあう必要はないと思うけど。彼らは自閉の人の手記とかニキさんほど実感もって訳せないはずだし。

でも、ミステリとかSFとかやりたいっていう気持ちもあるんですよ。そういうの私には無理でしょう？

ミステリは難しいかもしれないですね。あれは「コタツ布団の中の脚」がいっぱい出てくるし、最近のものはかなり感情を書き込んだものが多いから。翻訳する人は、読む人よりずっと深いレベルでそのあたりを理解していないといけないですからね。読者と同じレベルでは仕事にならないです。でもＳＦは、ものによってははまりそうな気がしますね。たんに今、発達障害関連で仕事が埋まっているから営業できないだけじゃないですか。

そうか。考えてみればありがたいことなんだ。

そうです。そう気づくのもマニュアル作業なんだろうけど。

でも……なんか切ないです。寂しいんですよね。私、ミステリに育ててもらったと思っているので。普通、ＳＦの方を「センス・オブ・ワンダー」って言いますけど、私は逆で、ＳＦが田舎みたいな、おばあちゃんが甘やかしてくれる台所みたいな感じがあって、ミステリの方がはじめは「センス・オブ・ワンダー」でした。地球人の言動について、本当にいっぱい学ばせてもらって。でもたしかに、学んでる段階じゃ、送り手にはなれないんですよね。寂しいな。すっごく好きなシリーズとかもあるのにね。

まあ、私たちバブル世代はないものねだりをすり込まれてきたんだけど、それはもうやめましょう。エイメン先生の言う通り「その人なりのベスト・コンディション」でいいじゃないですか。

私、「どうしてうまくいったんですか？」って訊かれると、「これって、うまくいってるの？　じゃあこの熱は何？　また耳たぶたたんで寝ちゃったよ」って思うことがあるんです。でもその一方で、いろんな偶然とか周りの援助があってここまでこられたっていうのはありがたく思っているんですよね。

それとニキさんの努力と、「飼育法」に関する飽くなき探求心ですね。それに、環境もきっとよかったんですよ。それに気づくのはマニュアル作業なのかもしれませんが。私はニキさんの親御さんだって、それなりにいい親御さんだったと思いますよ。ニキさんを見ていると、何か、人に「かわいがられ慣れている」感じがするから。だんな様ももちろん、ニキさんのことをかわいいと思っているんだろうけど、その前にやっぱり、親御さんがかわいがって育てた人だという気がしますよ。藤家さんもそうだけれど。

実は今回、藤家さんのお母様が朝ご飯を作りおきして出勤していたというお話をうかがって、そういえばうちの母も、鍵っ子だった私に、おにぎり作っておいてくれたことを思い出したんですよ。それでこのあいだ、電話でお礼とお詫びを言いました。今思ったら、私がよくおにぎりを残して、ジャーのご飯をよそって食べてたのは、外からでは具が何だかわからなくて怖かったみたいなんです。

うちの親、かわいがってはくれてたんです。それだけに、「声が甲高くなる」とか、「具が見えない」なんて、思わぬポイントが障壁になってたのがもったいなくて。ちょっと声を落とす、声を張り上げなくてすむよう、近くへ呼んでから話す、紙に書いて見せる。おにぎりは赤じその混ぜ込みで具なしにする、全部梅干しと決める、ジャーのご飯をよそえるんだから、もう作らない。そんな工夫で避けられることも多かったわけでしょう？　ですから、これからの人たちがそういうもったいないすれ違いを避けられるようにお手伝いするのが、私の役割かなあと思っています。

好奇心を持ってほしい、おもしろがってほしい、って思うのは、おもしろがって観察する方が、思わぬ法則にも気づきやすいんじゃないかと思うからです。コタツ布団の中の脚が見えなくてミステリの訳者になれなかった私ですが、私たち自身がミステリのカタマリなので、みなさんが名探偵になってください。

そうそう。自閉は親のせいじゃないけど、子どもの将来がどうなるか、親の取り組み方の差は大きいっていう気がします。それで、この本をここまで読んでくださった方は、心ある方ばかりだということです。

そうだそうだ！（と母親似の甲高い声で叫ぶ）

終

自閉スペクトラムの方々が生きやすくなるためにおすすめの本

★自閉者の声を聞こう　手記

『ずっと「普通」になりたかった。』グニラ・ガーランド著（ニキさん訳）

ニキさんがいちばん最初に手がけた自閉者の手記。この著者は、ニキさんや藤家さんとは違って家族の愛情にもめぐまれず、二重に苦しかったと思う。自閉の人々の世界の切り取り方が違うことを、よく伝えてくれる本。一七八五円（税込み・以下同）

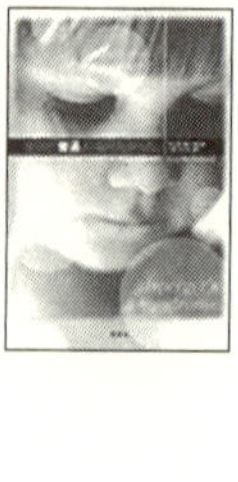

『私の障害、私の個性。』ウェンディ・ローソン著（ニキさん訳）

この著者のほうが、前出のグニラ・ガーランドより、ニキさんや藤家さんに近いと思われる。周囲との違和感を感じ続け、精神分裂病とか知恵遅れとか誤診されてきた著者は、いつもひっそりと困難を抱えてきた。結婚し、人

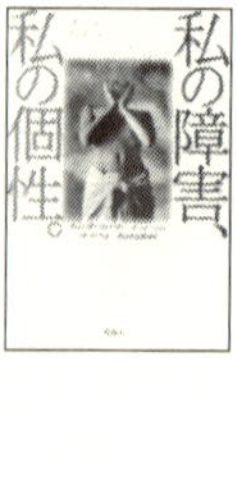

の親となり、離婚し、一人で生きていくまでの道のりが感動的。一六八〇円

『ぼくとクマと自閉症の仲間たち』トーマス・マッキーン著（ニキさん訳）

男性の自閉者による手記。著者トーマス君は原因不明の困った子とされて施設に閉じこめられていた。「発達障害」という視点がないと、自閉スペクトラムの特性がいかに誤解され、適切なケアを受けられないか、愕然とさせられる。施設から出て、友人を作り、恋をして、一人の社会人として活躍し始める前向きなパワーは、本来彼が持っていたものなのだろう。トーマス君は、才能にあふれる詩人でもある。ニキさんの詩の翻訳もすばらしい。一六八〇円

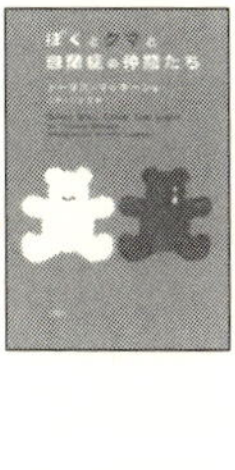

『変光星〜自閉の少女に見えていた世界〜』森口奈緒美著

いじめる子は悪くない、いじめられる方が悪い——。高度成長期、右肩上がりの日本で、自閉症者として育った著者の痛みがひしひしと伝わってくる。自閉の内側から世界を描きながら、鋭い社会・教育現場批評となっている。一九九六年に飛鳥新社から出版されながら一時期入手困難となっていた

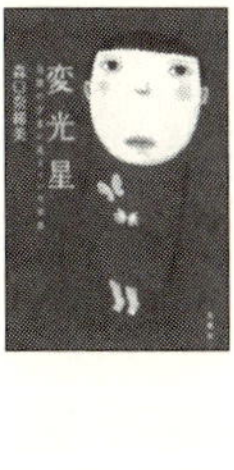

が、「学校を二度とああいう場にしないために出しましょう」という花風社からの申し入れを森口さんが快諾してくださり、再刊に至った。一八九〇円

『地球生まれの異星人〜自閉者として、日本に生きる〜』泉 流星著

未診断のまま周囲との違和感を抱えながら育った著者が、居場所探しをしながら日本を飛び出すという選択をする。帰国して大学に入り、卒業後就職するが、不適応に悩む。その後世界一周の旅に出かけ、さまざまな文化の人々との交流を楽しむ。帰国後結婚するが、故郷神戸を襲った大震災をきっかけに、生活がゆっくりと崩れ始める。彼女を救ったのもまた、自閉スペクトラムという診断だった。結婚生活上の困難、アルコール依存や摂食障害を乗り越えて書いた当事者ならではの手記。日本の社会の何が、自閉スペクトラムの当事者を傷つけるのかよく伝えてくれる本。一六八〇円

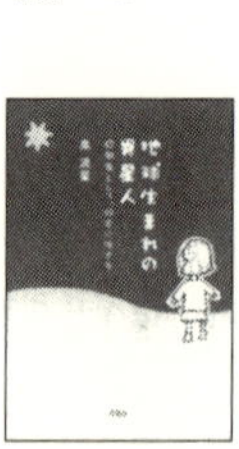

『他の誰かになりたかった〜多重人格から目覚めた自閉の少女の手記〜』
藤家寛子著

自閉スペクトラムに生まれながらそれを知らず、違和感を抱えながら育っ

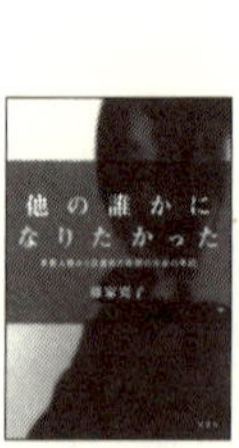

た藤家さんがとったサバイバル方法は、別の人格を生み出すことだった。アスペルガーと診断されてから、自分が生きやすくなるための道を真摯に探り始める様子が描かれている。家族再生の物語としても感動的。一六八〇円

★生きやすくなるために

『さあ、どうやってお金を稼ごう？ 準備編／就職活動編』デイル・S・ブラウン著

ニキさんが一読して「この本と十代のときに出会えていれば！」と叫んだ二冊。認知に偏りがある人が自分の強いところと弱いところをふまえつつ就職活動できるように導くガイド。とくに、どうすれば「社会」について学べるか、ていねいに書かれている。各一六八〇円

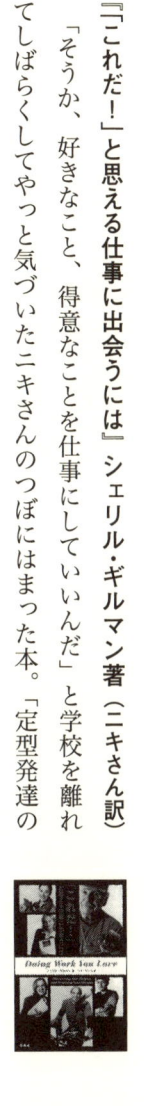

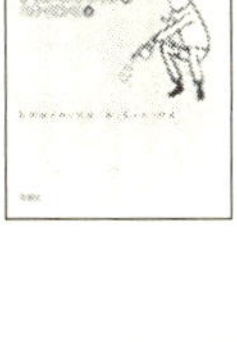

『「これだ！」と思える仕事に出会うには』シェリル・ギルマン著（ニキさん訳）

「そうか、好きなこと、得意なことを仕事にしていいんだ」と学校を離れてしばらくしてやっと気づいたニキさんのつぼにはまった本。「定型発達の

人でも『不得意なことを克服しなきゃ』にとらわれてなかなか道を見つけられないこともあるのでは」と考えて出したいと花風社に持ち込んだ企画。一六八〇円

『「わかっているのにできない」脳①②』
ダニエル・エイメン博士著（ニキさん訳）

ＡＤＤの人々をタイプ別に分けて、それぞれ脳のどこに不具合があるかを脳画像で診断し、治療方法を明確に書いた本。実際の場面で役に立つ上、発達障害が「いいわけ」ではないことを目で見せてくれたこの二冊の功績は大きい。各一八〇〇円

『脳画像でみる「うつ」と「不安」の仕組み』
『脳画像で探る「うつ」と「不安」の癒し方』
ダニエル・エイメン、リサ・ラウス著（ニキさん訳）

「うつ」「不安」をタイプ別に分け、それぞれ具体的に脳のどこに不具合があるかをはっきり示した画期的な本。。脳を一つの臓器として大切にメンテ

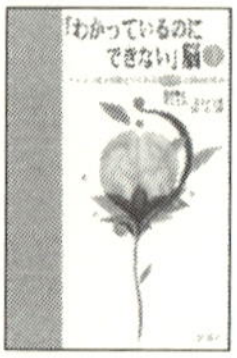

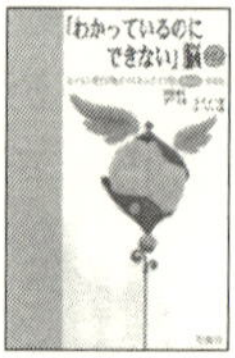

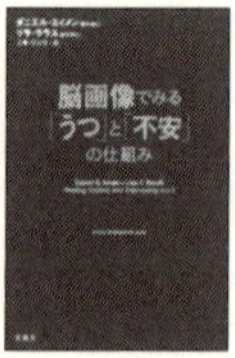

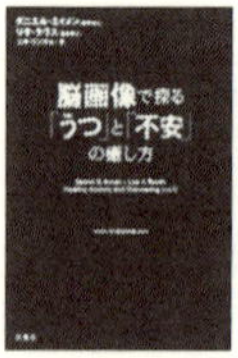

ナンスする方法と、「その人なりのベスト・コンディション」の保ち方を実践的に書いている。藤家さんにとっても愛読書。各一八〇〇円

自閉っ子、こういう風にできてます！

2004年11月25日　第 1 刷発行
2025年 2月23日　第22刷発行

〈著者〉
ニキ・リンコ、藤家寛子

〈装画・マンガ〉
小暮満寿雄
URL : http://www.masuo-san.com

〈ブックデザイン〉
土屋 光 (Perfect Vacuum)

〈発行者〉
浅見淳子

〈発行所〉
株式会社花風社
〒151-0053 東京都渋谷区代々木 2-18-5
Tel : 03-5352-0250　Fax : 03-5352-0251
E-mail : mail@kafusha.com　URL : http://www.kafusha.com

〈印刷・製本〉
中央精版印刷株式会社

ISBN978-4-907725-63-1

花風社　発達障害の本

リタリン
を飲むなら、知っておきたいこと

ジョン・マルコビッツ＆レスリー・ドゥヴェーン（共に薬学博士）著
田中康雄（精神科医）監修・解説　山田克美 訳

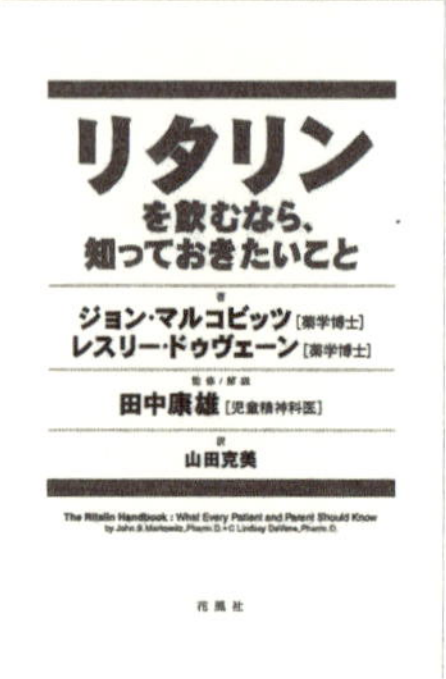

1575円（税込）
ISBN4-907725-58-2

魔法の薬なのか？　麻薬同然なのか？多くの患者の生活の質を高める一方で、濫用や副作用など、マスコミをにぎわせ続ける薬、リタリン。精神疾患の薬学の専門家二人が、「リタリンの危険を徒に煽ることはしたくない。でも飲む以上、子どもに飲ませる以上、きちんとした情報を提供したい」と考えて書いた一冊。

＊本書には製薬会社等からの協賛、出資、協力は一切ありません。

〈目次より〉

花風社　発達障害の本

わかっているのにできない、やめられない

それでもADHDと共存する方法

中山玲 著　櫻井公子 解説

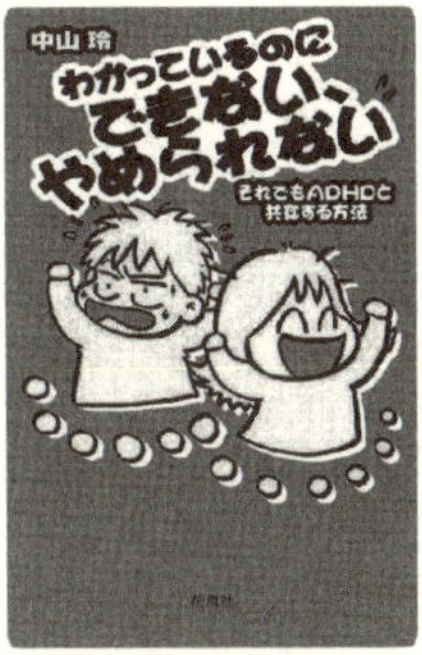

1575円（税込）
ISBN4-907725-52-3

「脳の歯車がどこかずれている…」子どものころから変な子で、大人になってからは転職の繰り返し。「何かおかしい」と思いながら行き当たりばったり人生を送ってきた著者は、ADHDの診断をきっかけに自分の得意・不得意を自覚、脳の特徴にあった生活・仕事術を編み出した。役に立つチャート・表等多数。

〈目次より〉

オロオロしなくていいんだね！

ADHDサバイバルダイアリー

白井由佳（NPO法人大人のADD／ADHDの会代表）著

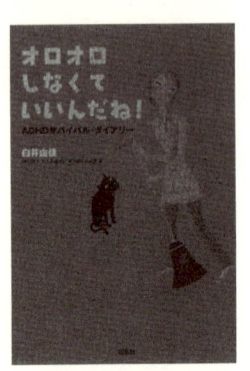

1260円（税込）
ISBN4-907725-43-4

伝票が書けない。仕事が遅い。家事もへた…。ダメOL→結婚→離婚→シングルマザーという道をたどった著者が「ADHD」という診断を受け、人生をやり直すための心の持ち方や、ADHDの人に向いた生活のノウハウをつづった。診断をきっかけにダメ人間を返上しようと奮闘する当事者による本邦初の手記。

〈目次より〉

ビクビクするのはやめようよ！

ADHDの人のための人間関係ガイド

白井由佳 著／藤臣柊子 マンガ

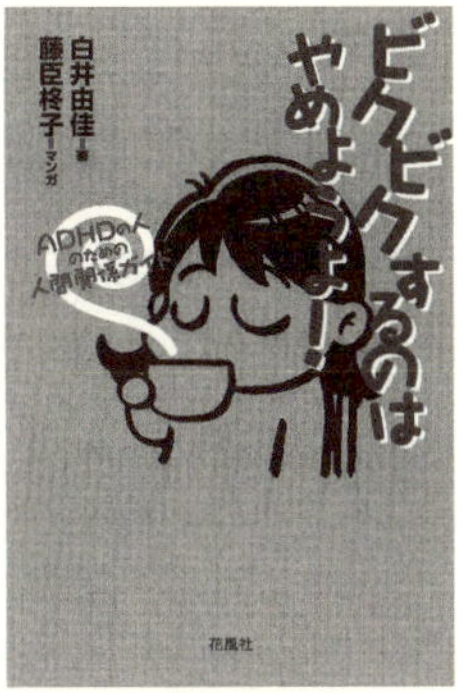

1470円（税込）
ISBN4-907725-50-7

「他人の目が気になって仕方がない」「要領よく振舞えない…」ADHDの人、アスペルガーの人は、人間関係にも悩みがたくさんある。学校で、職場で、不安定な自分を乗り越えるためのサバイバルガイド。人間関係の悩み別自己チェックリストと豊富なケーススタディ。わかりやすいマンガつき。

〈目次より〉

花風社　発達障害の本

自分で自分をもてあましている君へ

あきらめないよ、ADHDの君の将来

パトリック・キルカーPh.D.パトリシア・クインPh.D.著

ニキ・リンコ 訳

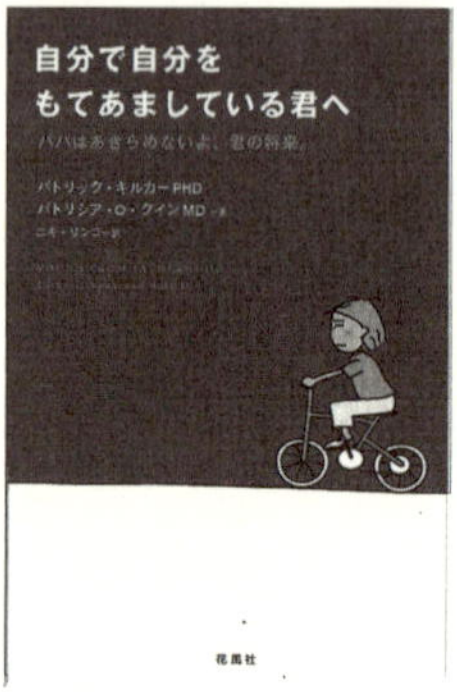

1680円（税込）
ISBN4-907725-44-2

キレる、暴れる、じっとしてられない――。「ADHD」の子どもを持つ父親へ数多くのインタビューを重ね、ADHDの子が持つ可能性を伸ばすため「父親」に何ができるのかを徹底的に検証した画期的な書。子どもの行動にとまどうお父様たちにも、夫に育児に関わってほしいと願うお母様たちにもおすすめ。

〈目次より〉